MANUEL PRATIQUE

DES

MALADIES DE L'OREILLE

Manuel clinique de Laryngoscopie et de Laryngologie, par le Dr G. POYET, ancien interne des hôpitaux de Paris. 1 vol. in-18 cartonné diamant de 400 pages, avec 35 figures dans le texte et 24 dessins chromo-lithographiques hors texte. Prix...................... 7 50

Manuel de dissection des régions et des nerfs, par Charles AUFFRET, professeur d'anatomie et de physiologie à l'Ecole de médecine navale de Brest. 1 vol. in-18 cartonné diamant de 471 pages, avec 60 figures originales dans le texte exécutées pour la plupart d'après la préparation de l'auteur. Prix..................... 7 »

Manuel pratique de médecine thermale, par le Dr Henri CANDELLÉ, ancien interne des hôpitaux de Paris. 1 vol. in-18 cartonné diamant de 450 pages. Prix.. 6 »

Manuel clinique de l'analyse des urines, par P. YVON, pharmacien de 1re classe, ancien interne des hôpitaux de Paris. 1 vol. in-18 cartonné diamant de 300 pages, avec 40 figures dans le texte. Prix.... 5 »

Manuel pratique des maladies de l'oreille, par le Dr P. GUERDER. 1 vol. in-18 cartonné diamant de 320 pages. Prix.................................... 5 »

Des vers chez les enfants et des maladies vermineuses, par le Dr Elie GOUBERT. Ouvrage couronné (médaille d'or) par la Société protectrice de l'Enfance. 1 vol. in-18 cartonné diamant, de 180 pages avec 60 fig. dans le texte. Prix..................................... 4 »

Manuel d'ophthalmoscopie, par le Dr LANDOLT, directeur-adjoint au laboratoire d'ophthalmologie à la Sorbonne. 1 vol. in-18 cartonné diamant, avec figures dans le texte. Prix............................... 3 50

Manuel d'hygiène et d'éducation de la première enfance, par le Dr A. BOURGEOIS, médecin de la Garde Républicaine. 1 vol. in-18 cartonné diamant de 200 pages. Prix...................................... 3 »

MANUEL PRATIQUE

DES

MALADIES DE L'OREILLE

PAR LE

Dr P. GUERDER

LAURÉAT DE L'ACADÉMIE DE MÉDECINE
MEMBRE DE LA SOCIÉTÉ MÉDICO-PRATIQUE DE PARIS

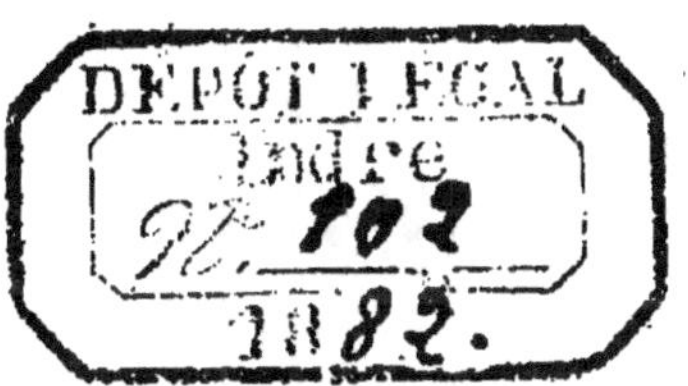

PARIS

OCTAVE DOIN, ÉDITEUR

8, PLACE DE L'ODÉON, 8

—

1883

CHATEAUROUX. — TYPOGRAPHIE ET STÉRÉOTYPIE A. MAJESTÉ.

AVANT-PROPOS

Ce livre est le résumé de vingt années de pratique et d'études dans le domaine de l'otologie. Dès nos débuts dans la carrière médicale, nous avons dû constater l'insuffisance des connaissances que l'enseignement officiel donne au médecin relativement aux maladies des oreilles, et nous mettre à l'œuvre pour combler cette lacune. Dans la pratique ordinaire, les occasions d'observer et d'étudier ces maladies ne manquent pas au médecin qui veut s'y appliquer, dans quelque condition qu'il exerce. Malheureusement les affections auriculaires sont peut connues, et, par suite d'un funeste préjugé, elles sont le plus souvent abandonnées à elles-mêmes. Cependant il n'est plus permis de dire aujourd'hui qu'il n'y a rien à faire contre les maladies des oreilles. Les progrès très réels de cette branche de la science dans ces vingt dernières années démontrent le contraire. Si la thérapeutique se montre actuellement encore si souvent impuissante, ce fait résulte du grand nombre de maladies chroniques, devenues incurables, et qui eussent pu facilement être guéries par un traitement plus précoce. Dans les affections aiguës de l'oreille, la thérapeutique est en effet tout aussi puissante que dans celles de n'importe quel organe.

On a trop le tort de considérer les maladies des oreilles comme ne présentant qu'une faible importance. Cette opinion est partagée par les malades eux-mêmes jusqu'au jour où une surdité grave ou irrémédiable est venue leur démontrer combien leur erreur et leur négligence ont été grandes. Si, indépendamment des accidents mortels auxquels les inflammations des oreilles donnent trop souvent lieu, la surdité est souvent une infirmité fort gênante pour l'adulte, elle présente chez l'enfant des inconvénients bien autrement graves : la perte de la parole, quand elle survient avant l'âge de 7 à 8 ans. Les sourds-muets de naissance ne comptent en effet que pour un tiers environ dans le total des cas de surdi-mutité. Une surdité moins prononcée même sera pour l'enfant un obstacle puissant à son développement intellectuel et moral. Si une éducation complète nécessite l'intégrité de tous nos sens, elle sera d'autant plus entravée que le sens défectueux sera plus élevé. A ce point de vue, l'oreille est certainement notre sens le plus puissant, celui par lequel nous arrivent les impressions les plus profondes.

On voit par là combien il est important que la connaissance des maladies des oreilles soit plus répandue et qu'elles puissent être traitées, dès leur début, partout, et d'une manière rationnelle. La pathologie auriculaire de l'enfance présente surtout un intérêt tout particulier. Nous nous sommes efforcé, dans ce petit livre, de faire ressortir, plus qu'on ne l'a fait jusqu'ici, tout ce qui s'y rattache plus spécialement. Si, comme pour toutes les maladies de cet âge, la symptomatologie des affections auriculaires est plus obscure, le diagnostic plus difficile, ces inconvénients sont compensés par une plus grande curabilité, parce qu'on a plus souvent à traiter les maladies dans leur période aiguë ou à une époque qui n'en est pas très éloignée.

La pratique de l'otologie ne présente point des difficultés insurmontables, et il est désirable que tout médecin soit à même, dans sa clientèle habituelle, de traiter une maladie de l'oreille, dès son début ; il pourra obtenir un heureux résultat, beaucoup plus facilement que ne le ferait plus tard, quand la maladie sera devenue chronique, le spécialiste le plus habile. C'est donc pour le médecin praticien que j'ai voulu résumer dans ce traité, dont j'ai banni avec soin toute discussion oiseuse, tout étalage scientifique, ce que nous possédons actuellement de notions positives sur la pathologie de l'oreille, notions qui constituent les connaissances indispensables dans la pratique de l'otologie.

Octobre 1882.

P. GUERDER.

MANUEL PRATIQUE

DES

MALADIES DE L'OREILLE

PREMIÈRE PARTIE

GÉNÉRALITÉS

CHAPITRE PREMIER

Anatomie et Physiologie médico-chirurgicales de l'oreille.

On divise généralement l'oreille en trois parties, qui sont :

1° *L'oreille externe*. Composée du pavillon, du conduit auditif externe et de la membrane du tympan.

2° *L'oreille moyenne*. Constituée par la caisse du tympan, les cellules mastoïdiennes et la trompe d'Eustache.

3° *L'oreille interne* qui comprend le labyrinthe et le nerf auditif. Cette division est aussi utile et

rationnelle au point de vue anatomique que sous
le rapport pathologique.

OREILLE EXTERNE

Pavillon. — Le pavillon présente peu d'intérêt
au point de vue pratique et nous ne nous y arrê-
terons pas.

Conduit auditif externe. — Pour bien étudier
la disposition du conduit auditif externe dans
toute sa longueur, il faut pratiquer, sur des tem-
poraux détachés du crâne, un certain nombre de
sections. Les unes seront verticales, d'autres lon-
gitudinales, d'autres horizontales. On peut aussi,
au moyen de moulages, faits avec un mélange de
cire blanche et de térébenthine, acquérir une idée
très nette des dispositions, des courbures, de la
longueur et des dimensions du conduit. Le conduit auditif se compose d'une portion externe
ou cartilagineuse et d'une portion interne ou
osseuse. Ces deux parties ne sont pas situées
sur une même ligne, mais se réunissent en
formant un angle obtus, ouvert en bas et en
avant. Il en résulte que pour que l'œil puisse
voir toute la longueur du conduit, il faut relever en haut et en arrière la partie mobile ou
cartilagineuse, ce qui se fait en tirant légèrement
le pavillon dans cette direction. Enfin l'axe du
conduit présente une légère obliquité de dehors

en dedans et d'arrière en avant. Par suite de l'obliquité de la membrane du tympan, sa paroi inférieure est plus longue que les autres ; surtout chez l'enfant.

La longueur moyenne du conduit auditif est de 24 millimètres, dont 16 millim. pour la portion osseuse, et 8 millim. pour la portion cartilagineuse ; ces dimensions varient d'ailleurs beaucoup suivant les sujets.

Le calibre du conduit varie encore plus que sa longueur ; il est même différent pour les deux conduits d'un même sujet ; on n'a pas remarqué, jusqu'à présent, que ces variations de calibre agissent d'une manière constante sur la perfection de l'organe, mais il est certain qu'un conduit large prédispose aux phlegmasies en facilitant l'accès de l'air jusqu'au fond du conduit. Une section verticale du conduit auditif montre que sa lumière présente une forme elliptique à grand axe vertical. Celui-ci mesure 8 à 9 millim. à son extrémité interne, 6 à 7 millim. seulement, au point où la portion osseuse se réunit à la portion cartilagineuse et qui est, en général, légèrement rétrécie.

En dehors de ces variations individuelles du calibre du conduit, ce dernier présente souvent des variations partielles qui sont dues à des saillies et à des dépressions qui n'ont rien de pathologique. C'est la paroi antérieure qui fait le plus saillie dans le conduit et qui en efface en partie la lumière. Lorsque cette saillie est très prononcée, il est souvent fort difficile de voir la membrane du tympan dans sa totalité.

Portion cartilagineuse. — Le cartilage du conduit se continue avec le cartilage du pavillon. Il forme un anneau incomplet en haut et en arrière où il est remplacé par du tissu fibreux. Il s'insère en dedans, à la portion osseuse, à l'aide d'un faisceau fibreux, disposition qui lui donne une certaine mobilité, facile à constater. Larrey, Troeltsch, ont signalé chez le vieillard un relâchement de la membrane fibreuse qui complète en haut et en arrière le canal cartilagineux. Il en résulte un affaissement des deux lames du cartilage dont les faces opposées se rapprochent et transforment un canal elliptique en une fente verticale, favorable à la rétention du cérumen au fond du conduit.

La portion cartilagineuse du conduit n'est pas constituée par une seule pièce de cartilage, mais elle présente 2 ou 3 fentes qui sont comblées par du tissu fibreux et qu'on appelle *incisures de Santorini*.

Portion osseuse. — A la naissance, il n'y a pas de conduit auditif osseux ; ce dernier est remplacé par un tissu membraneux qui relie l'os tympanique à la portion cartilagineuse. C'est aux dépens de cet os tympanique surtout que se formera le conduit osseux proprement dit, par suite du développement progressif des deux turbercules que présentent les arcs antérieur et postérieur de cet os. Vers l'âge de dix-huit mois à deux ans, le conduit auditif osseux se trouve formé ; encore à cet âge, l'ossification n'est-elle pas complète : Sur la face antérieure, il reste une lacune qui présente les dimensions d'un noyau de cerise. Cette lacune se comble petit à petit, par les progrès de l'ossification et n'existe plus vers l'âge de cinq ans. Souvent elle ne se comble pas, et on la retrouve encore, chez l'adulte, dans une proportion de 15 à 20 pour cent. Elle peut favoriser l'extension d'une inflammation du conduit auditif vers la région parotidienne ; réciproquement, on voit quelquefois des abcès parotidiens venir se faire jour dans le conduit.

Le conduit auditif du nouveau-né, formé, dans sa partie profonde, par des parois membraneuses, affaissées l'une contre l'autre, n'est donc qu'un conduit virtuel. Il est complètement obturé par cet adossement des parois, donnant lieu à des plis qui s'effacent lorsqu'on tire le pavillon en dehors. Immédiatement après la naissance, cette partie du conduit se trouve encore encombrée par l'enduit caséeux qui couvre toute la peau, par du liquide amniotique et par l'épiderme gonflé et macéré. Au bout de quelques jours, l'enduit caséeux se dessèche, l'épiderme macéré se détache et ces divers produits s'éliminent spontanément ou sous l'influence des soins de toilette.

Rapports du conduit. — Le conduit auditif osseux présente quatre parois dont les rapports et la structure présentent une grande importance pratique.

1° La paroi supérieure est très mince, criblée de trous et correspond à la fosse médiane de la base du crâne ; elle est souvent amincie au point d'être transparente. A son extrémité interne, on trouve des cellules qui communiquent avec celles de l'apophyse mastoïde.

2° La paroi postérieure est en rapport avec le sinus transverse ; elle renferme également des cellules communiquant avec les cellules mastoïdiennes. C'est par là qu'un abcès de la caisse peut se faire jour dans le conduit auditif sans qu'il existe de perforation du tympan.

3° La paroi antérieure ou temporo-maxillaire répond directement à la cavité glénoïde ; elle est souvent amincie et même perforée. Il est aisé de comprendre que toutes les fois qu'une inflammation siège sur cette paroi, la mastication est gênée et douloureuse. Cette paroi est fréquemment contusionnée et même fracturée dans les chutes sur le menton.

4° La paroi inférieure est en rapport, dans toute sa longueur, avec la loge parotidienne ; aussi tout abcès, développé dans le voisinage, au niveau de cette paroi, a de la tendance à fuser vers la parotide ; réciproquement, un abcès parotidien peut s'ouvrir dans le conduit auditif externe.

Structure. Couche cutanée. — La peau du pavillon pénètre dans le conduit, conservant au méat ses caractères propres, mais les perdant d'autant plus qu'elle avance en profondeur. Dans la portion osseuse, elle devient très mince. Elle est rosée, brillante, couverte d'un léger duvet et présente des papilles vasculaires rangées en lignes parallèles, mais elle ne possède aucune glande. Partout son adhérence au périoste est si intime qu'on ne peut l'en détacher et sa couche profonde se confond avec lui. Ces rapports si intimes entre la peau et l'os favorisent les altérations secondaires de ce dernier sous forme de périostite, d'ulcération, de carie, d'exostose.

Glandes. — On trouve les glandes cérumineuses et sébacées à deux millimètres du méat et elles s'étendent dans toute la portion cartilagineuse. Dans la partie osseuse, on n'en trouve qu'à la paroi supérieure, sur une étroite bande de peau plus épaisse que dans le reste du conduit osseux. Par leur structure, les glandes cérumineuses sont semblables aux glandes sudoripares. Elles sécrètent le cérumen qui, à sa sortie des glandes, est d'un jaune plus clair et plus fluide qu'à sa sortie du conduit.

Vaisseau. — Les *artères* du conduit proviennent de la carotide par l'intermédiaire de l'auriculaire postérieure et des branches parotidiennes. Les *veines* se rendent dans la jugulaire externe et la temporale ; les lymphatiques se rendent aux ganglions préauriculaires et mastoïdiens.

Nerfs. — Les nerfs proviennent de trois sources : de la branche auriculaire du plexus cervical superficiel ; du nerf auriculo-temporal ; et du rameau temporal du pneumogastrique.

MEMBRANE DU TYMPAN. — Le tympan est une cloison membraneuse, mince, qui sépare le conduit auditif externe de la caisse. Il est encadré dans un anneau osseux qui est creusé, sur sa circonférence intérieure, d'un sillon (*sulcus tympanicus*), destiné à recevoir la membrane comme dans un cadre, dans lequel elle est fixée à l'aide d'un anneau fibreux.

L'anneau osseux qui encadre le tympan n'est pas complet et présente une lacune à sa partie supérieure ; en ce point, la membrane n'est pas directement fixée à l'os, mais se continue avec les parties molles du conduit auditif. Cette partie, moins solidement attachée, se laisse déprimer plus facilement en dehors, lorsque le tympan se trouve refoulé par la condensation de l'air de la caisse ou par l'accumulation de liquides dans cette cavité.

La position du tympan est oblique ; il fait avec l'axe médian du corps un angle de 130 à 135 degrés. Cette obliquité se dirige de haut en bas, de dehors en dedans et aussi un peu d'arrière en avant. La membrane forme par conséquent un angle obtus avec la paroi postéro-supérieure et un angle aigu avec la paroi antéro-inférieure.

Chez l'enfant nouveau-né, la membrane du tympan est presque complètement horizontale, de sorte que, placée dans l'axe général du crâne, elle semble continuer la paroi supérieure du conduit auditif, avec lequel elle ne fait qu'un très léger angle. La paroi inférieure du conduit est affaissée contre elle et en recouvre environ les deux tiers. Par suite de l'ossification du conduit, du développement général des os du crâne et de la face, surtout par suite des progrès de l'évolution dentaire, le tympan se redresse avec l'âge jusqu'à prendre la disposition qu'il présente chez l'adulte.

Forme et dimensions. — La membrane du tympan présente une forme concave en dehors et convexe en dedans ; cette disposition est due non seulement à la traction qu'exerce sur elle la chaîne des osselets, mais aussi à sa structure, car on peut sectionner la chaîne des osselets et ses muscles sans que la courbure disparaisse.

Comme le conduit auditif, le tympan présente dans son contour une forme ovalaire. Son grand diamètre est vertical et mesure de 9 à 10 milli-mètres ; son petit diamètre, transversal, ne mesure que 8 à 9 millimètres.

Couleur. — Sur le vivant, le tympan ne paraît pas avec sa couleur propre ; légèrement translucide, la coloration qu'il présente est une combinaison des rayons réfléchis par la membrane avec ceux qui la traversent et qui viennent des parties situées en arrière. Abstraction faite de cette influence, le tympan est d'un gris perle plus ou moins brillant.

Le *manche du marteau* se dessine à la surface de la membrane sous la forme d'une ligne d'un blanc jaunâtre qui, partant de son bord supérieur, descend un peu au delà du centre. C'est à ce niveau, à l'extrémité du manche du marteau que le tympan présente son maximum de concavité, le fond d'entonnoir appelé l'*ombilic du tympan*. La direction du manche du marteau est légèrement oblique de haut en bas et d'arrière en avant. Cette obliquité varie suivant les sujets et avec la cour-bure de la membrane.

A la naissance du manche du marteau, près du pôle supérieur du tympan, on remarque une petite saillie blanchâtre, formée par l'apophyse externe du marteau. La saillie plus ou moins prononcée de cette apophyse est toujours en raison directe de l'obliquité du manche et par conséquent de la concavité de la membrane.

Élasticité. — La membrane du tympan est très élastique et peut supporter une pression considérable de dehors en dedans, sans se rompre. D'après Schmiedekam et Hensen cette rupture nécessiterait, pour se produire, le poids d'une colonne de mercure de 143 centimètres. Toutefois la tension normale n'est pas forte et il suffit d'une très faible variation de pression pour déterminer des oscillations déjà sensibles de la membrane.

Structure histologique. — Le tympan se rattache, par sa structure, aux tissus des deux régions auxquelles il appartient ; à la peau du conduit auditif par sa face externe, à la muqueuse de la caisse par sa face interne. Il présente donc une couche externe ou cutanée, une couche interne ou muqueuse, et une couche moyenne, propre ou fibreuse.

Couche cutanée. — Il est facile de détacher la couche cutanée sur un tympan macéré. Elle se subdivise en une couche superficielle ou épidermique et une couche profonde ou dermique, composée de fibres celluleuses, de fibres élastiques, de vaisseaux et de nerfs. Nous avons vu que les éléments dermiques se raréfiaient à mesure que l'on avançait en profondeur dans le conduit ; cette raréfaction se continue sur la membrane de sorte que ces éléments dermiques se montrent plus abondants à sa périphérie qu'à son centre. Cependant le long du manche du marteau, la couche dermique reste épaissie par la présence du faisceau fibro-cutané que nous avons signalé sur la paroi supérieure du conduit auditif. Ce faisceau, assez résistant, descend du pôle supérieur du tympan sur une largeur de 1 1/2 à 2 millimètres, longe, en s'amincissant peu à peu, tout le manche du marteau jusqu'à son extrémité qu'il enveloppe en formant une anse. Il sert de support aux principaux troncs vasculaires et nerveux de la membrane.

Couche propre ou fibreuse. — La couche propre ou fibreuse du tympan est la plus importante au point de vue physiologique. C'est elle aussi qui donne à la membrane ses éléments essentiels de résistance. Elle se compose de deux plans formés par les mêmes éléments, mais présentant des dispositions différentes. Ces éléments sont constitués par des fibrilles de nature spéciale tenant le milieu entre le tissu fibrillaire et le tissu connectif ordinaire. Ces fibrilles ont une largeur de 0,004 millimètres, présentent des contours très nets, qui de chaque côté bordent un contenu amorphe et transparent. Elles sont, en général, disposées parallèlement mais présentent cependant de nombreuses anastomoses qui circonscrivent des espaces vides, étroits et allongés. Leur section forme une figure ronde ou ovale, à contours très nets. Si l'on isole les fibrilles les unes des autres, elles ont toujours de la tendance, par suite de leur élasticité, à reprendre leur position primitive ; en les isolant ainsi, on aperçoit sur leurs bords des corpuscules allongés qui se terminent en pointe très fine et renferment un contenu finement granuleux ; ils ne sont autre chose que de jeunes cellules du tissu conjonctif qui se trouvent logées dans les espaces circonscrits par les anastomoses des fibres élastiques.

Ces éléments se trouvent dans les deux lames de la couche propre. Dans la lame externe les fibrilles prennent une disposition rayonnée qui lui a fait donner le nom de *couche radiée*. Dans la lame interne ou profonde, elles prennent une disposition circulaire, concentrique, qui lui a fait donner le nom de *couche de fibres circulaires*. Ces dernières sont d'autant plus abondantes qu'on se rapproche davantage de la périphérie de la membrane, tandis que vers le centre on n'en trouve plus que des traces.

La couche radiée se trouve en rapport direct avec la lame dermique et la couche circulaire avec la lame muqueuse. La seconde possède une épaisseur double de la première.

La tunique propre du tympan ne possède ni nerfs ni vaisseaux.

Anneau fibro-cartilagineux. — Nous avons vu que la membrane du tympan est encadrée dans le sillon tympanal et qu'elle présente à la périphérie un épaississement en forme d'anneau. Cet anneau était considéré autrefois comme ayant une structure cartilagineuse et désigné sous le nom d'*anneau cartilagineux du tympan*. Aujourd'hui on considère ce bourrelet comme un fibro-cartilage ; il est composé de fibres enchevêtrées formant une trame épaisse qui se continue avec le périoste du sillon tympanal. On peut suivre les fibres de la tunique propre, radiées ou circulaires, jusque dans ce bourrelet où elles vont se perdre.

Dans l'épaisseur du feutrage de tissu fibrillaire qui constitue l'anneau tympanal, on trouve des cellules cartilagineuses, isolées ou par groupes, qui sont d'autant plus abondantes et plus grosses que l'on se rapproche davantage de l'os.

L'anneau fibro-cartilagineux est incomplet comme l'anneau tympanal osseux et présente comme ce dernier une lacune à sa partie supérieure. Les fibres de la tunique propre manquent, par conséquent, également à ce niveau. Il en résulte qu'à son pôle supérieur la membrane du tympan est plus mince et moins résistante ; on la désigne sous le nom de *membrane flacide de Srapnell.*

Rapports du manche du marteau avec le tympan. On admettait autrefois que les fibres de la tunique propre s'inséraient au manche du marteau. Des recherches récentes faites par Gruber, Prussack, Moos ont démontré qu'il existe entre la tunique propre du tympan et le manche du marteau une couche de cartilage qui ne recouvre pas le manche comme le ferait un cartilage articulaire, mais y adhère assez faiblement. Au contraire, ses connexions avec les fibres circulaires sont très intimes et lorsqu'on arrache le manche du marteau, le cartilage reste adhérent à la membrane. Du côté de l'os, ce cartilage présente la forme d'une gouttière; Gruber dit y avoir toujours trouvé du liquide synovial. Cette discontinuité entre le manche du marteau et la membrane permet au premier une certaine indépendance de mouvements sans que le tympan soit forcément entraîné avec lui.

Couche muqueuse. — La couche muqueuse ou interne de la membrane du tympan fait partie de la muqueuse de la caisse. Comme pour la couche cutanée, les éléments qui la constituent se raréfient à mesure que l'on se rapproche du centre de la membrane. Elle est plus épaisse aussi dans le segment supérieur où elle se trouve renforcée par des faisceaux provenant de la paroi supérieure de la caisse, mais, en général, cette muqueuse est très mince et très délicate.

La muqueuse présente plusieurs replis ou duplicatures. Descendant de la paroi supérieure de la caisse, après avoir recouvert la tête du marteau, la muqueuse rencontre la corde du tympan, dont elle couvre d'abord la face interne, puis elle se relève après avoir formé une demi-gaîne à ce filet nerveux. Cette duplicature de la muqueuse se trouve coupée en deux par le col du marteau et forme ainsi deux poches ouvertes du côté du tympan, l'une postérieure grande, l'autre antérieure petite. Troeltsch, qui le premier a décrit ces poches, les croyait constituées par toutes les tuniques de la membrane tympanique, mais on n'y trouve que les éléments de la muqueuse renforcés par quelques fibres celluleuses, sans aucune fibre de la tunique propre.

Après avoir formé ce repli, la muqueuse descend tapisser toute la surface du tympan et va se continuer avec la muqueuse des autres parois de la caisse.

Vaisseaux et nerfs. — La membrane tympanique possède deux réseaux vasculaires qui s'anastomosent entre eux ; l'un appartient à la couche cutanée et provient des vaisseaux du conduit auditif, l'autre siège dans la muqueuse

Le réseau externe se présente sous la forme de stries régulières, coudées en certains endroits, qui s'étendent de la ligne d'insertion du manche du marteau vers la périphérie. A une certaine distance de la périphérie, ce réseau forme des mailles très fines. A l'extrémité du manche du marteau se trouve un espace occupé par des vaisseaux plus gros. Presque tout le réseau externe provient de la petite artère qui descend le long du manche du marteau ; mais il reçoit en outre un certain nombre de petits vaisseaux provenant des parois du conduit auditif. Ces derniers se trouvent à la partie périphérique de la membrane, sous forme de courtes racines et s'anastomosent avec ceux qui viennent du centre pour former un réseau complet qui prend ainsi la forme d'une couronne.

Le réseau vasculaire de la muqueuse, ou interne, est beaucoup moins riche que le réseau cutané ; il présente un caractère exclusivement capillaire et s'anastomose, à la périphérie de la membrane, avec le réseau externe.

L'extrême richesse vasculaire du tympan explique la très grande facilité avec laquelle cette membrane s'enflamme et la force de régénération exceptionnelle qu'elle présente. Comme la plus grande partie de ses vaisseaux provient du conduit auditif externe, et par suite, de l'artère auriculaire profonde, située derrière l'articulation temporo-maxillaire, et comme le sang, qui la parcourt, revient dans la veine auriculaire profonde, il est logique, lorsqu'on veut provoquer une déplétion sanguine locale, d'appliquer les sangsues, non sur l'apophyse mastoïde, mais à l'entrée du conduit auditif, en avant du tragus.

Les *nerfs* partent du manche du marteau, principalement de son bord postérieur, sous la forme de cinquante à soixante stries parallèles dont quelques-unes, s'amincissant peu à peu, atteignent le quart externe de la surface tympanique. D'un autre côté de la périphérie de la membrane partent des

stries semblables, convergeant vers son centre ;
elles pénètrent jusque dans le quart interne.

Dans la couche muqueuse, le plexus nerveux est
moins riche et moins régulier ; ces nerfs, d'après
Kessel, proviennent, en partie, du plexus tympanique, mais plus encore du réseau cutané dont les
rameaux traversent la tunique propre du tympan.

OREILLE MOYENNE

L'oreille moyenne est composée par la caisse
du tympan, la trompe d'Eustache et l'apophyse
mastoïde.

CAISSE DU TYMPAN

Chez le nouveau-né. — Au quatrième mois
de la vie intra-utérine, la caisse du tympan est
déjà formée, les divers organes qui la composent
sont tous au complet et ne diffèrent de ceux de
l'adulte que par leur volume et par leur structure
encore cartilagineuse. A la naissance, la caisse présente à peu près les mêmes dimensions que celle
de l'adulte et la membrane du tympan le même
diamètre.

L'extrémité externe du rocher qui renferme la
cavité tympanique et qui deviendra si dure plus
tard, est, à la naissance, extrêmement spongieuse,
rouge, parcourue par de nombreux vaisseaux,
veineux surtout, communiquant directement avec
ceux de la dure-mère. Il n'y a pas encore d'apo-

physe mastoïde ; la saillie osseuse qui la formera plus tard n'existe pas ; par suite, il n'y a pas de cellules mastoïdiennes. Mais il existe au-dessus et un peu en dehors de la caisse une cavité assez vaste qui communique largement avec elle et que l'on appelle la *cavité prémastoïdienne*. Cette cavité correspond aux cellules horizontales de l'adulte.

La caisse du nouveau-né, qui n'a pas respiré, ne présente qu'une cavité virtuelle et n'est point vide. Elle est, au contraire, entièrement remplie par une masse gélatineuse, de couleur rougeâtre, composée d'une trame fine, renfermant dans ses mailles une quantité de grandes cellules, le tout constituant une membrane muqueuse à l'état embryonnaire. Ce bourrelet muqueux de la caisse dont l'existence forme le caractère en quelque sorte spécifique de l'oreille fœtale est dû à l'hypertrophie de la muqueuse qui tapisse la cavité tympanique et surtout la paroi interne ou labyrinthique. Sa présence indique que l'air n'a pas pénétré encore dans la caisse. Nous ne nous occuperons pas ici des applications qui ont été faites à la médecine légale de l'existence ou de la disparition du bourrelet muqueux et nous ne considérerons son évolution qu'au point de vue physiologique et pathologique.

Quand l'enfant est vigoureux, crie et respire activement, l'affaissement du bourrelet muqueux de la caisse se fait assez rapidement, et au bout de douze heures environ, la cavité est remplie par l'air. Deux causes principales concourent à ce résultat : 1° l'appel sanguin qui se fait vers les poumons dès les premiers mouvements respiratoires et le dégagement consécutif des autres parties de l'organisme ; 2° la pénétration directe de l'air dans la cavité tympanique sous l'influence des cris, des mouvements de respiration et de déglutition exécutés par l'enfant.

Diverses circonstances peuvent modifier, retarder ou arrêter cette disparition physiologique du bourrelet muqueux de la caisse ; la débilité congénitale, la faiblesse respiratoire, le travail lui-même.

La caisse présente, chez le jeune enfant, des altérations tellement fréquentes qu'on les a décrites sous le nom spécial d'otite moyenne des nouveau-nés ; on les rencontre dans les deux cinquièmes des autopsies de jeunes enfants. Un certain nombre de cas peut-être rattaché à une régression incomplète ou anormale du bourrelet, mais les autres sont nettement pathologiques et leur grande fréquence ne peut s'expliquer que par une très grande tendance à l'inflammation de la muqueuse tympanique chez le jeune enfant.

Chez l'adulte. — La caisse du tympan se compose de la cavité proprement dite et de la chaîne des osselets et de ses muscles.

La caisse est limitée : au dehors, par le conduit

auditif externe et la membrane du tympan ; en dedans, par le labyrinthe ; en haut, par la cavité crânienne ; en bas, par la fosse jugulaire ; en arrière, par la cavité mastoïdienne ; en avant, par le canal musculo-tubaire et par la paroi postérieure du canal carotidien. Cette cavité présente par conséquent six parois, sa forme est celle d'un cube irrégulier ; sa partie la plus haute correspond à la voûte où se trouve logée la tête du marteau. Transversalement, sa partie la plus étroite correspond, d'un côté, à la saillie du promontoire, de l'autre, à l'ombilic du tympan ; à ce niveau, le diamètre transversal ne mesure, en moyenne, qu'un millimètre et demi.

Paroi externe ou tympanique. — Le tympan ne forme pas à lui seul toute cette paroi. En bas, la membrane n'atteint pas le plancher de la caisse et il existe en dessous d'elle une petite gouttière de deux à trois millimètres de profondeur où les liquides peuvent stagner et où vont se loger les corps étrangers de petite dimension qui ont pénétré jusque dans la caisse. En haut, elle s'arrête encore bien plus loin de la voûte ; sur les côtés, elle n'atteint également pas les limites du diamètre antéro-postérieur de la caisse qui est de quinze millimètres.

Pour bien voir cette paroi, il faut enlever l'enclume en laissant le marteau en place. On voit alors : en haut, la tête du marteau ; plus bas, sur le col du marteau, l'insertion du muscle tenseur du tympan, et immédiatement au-dessus, la corde du tympan qui longe le bord libre de la poche tympanique postérieure, croise le col du marteau et, suivant le bord de la poche antérieure, va sortir par la scissure de Glaser.

A ce même niveau, on voit deux cordons fibreux qui, partant de la partie inférieure du col du marteau, vont s'insérer en avant et en arrière du rocher. Ce sont les ligaments antérieur et postérieur qu'Helmhotz appelle *l'axe ligamenteux du marteau*. Un troisième ligament, *ligament supérieur du marteau*, a pour but de fixer la tête de cet osselet dans sa position et de limiter ses mouvements.

Il est nécessaire de bien connaître les modes d'attache du marteau, car ils jouent un grand rôle dans le fonctionnement de la chaîne des osselets. Les ligaments latéraux sont très courts et s'insèrent *au-dessous* de l'axe du marteau. Ils empêchent, par conséquent, toute rotation trop forte de la tête du marteau de dehors en dedans, et de la pointe, de dedans en dehors. La section du muscle interne du marteau diminue un peu leur tension, mais le marteau reste toujours en place. La plus petite traction sur le muscle augmente, au contraire, considérablement leur tension, comme le fait toujours une force très faible agissant sur le milieu d'une corde tendue. Le muscle interne du marteau agit donc en tirant le manche du marteau, et, par suite, le tympan en dedans ; mais comme l'insertion de son tendon se fait au-dessus et très près de l'axe ligamenteux du marteau, c'est surtout sur les ligaments qu'il exerce son action ; il en augmente la tension tout en les tirant un peu en dedans, et cette tension peut être poussée très loin par une contraction du petit muscle.

Paroi interne ou labyrinthique. — Cette paroi, qui sépare la caisse de l'oreille interne, est la plus importante et la plus compliquée de toutes : au milieu, elle mesure environ, quinze millimètres de diamètre vertical, tandis qu'à son extrémité postérieure, elle n'en mesure que cinq ou six.

Prenons pour point de départ de sa description la partie saillante qui fait face à l'ombilic du tympan et qu'on appelle le *promontoire*. Cette saillie du promontoire correspond au limaçon dont elle forme la paroi externe. Immédiatement au-dessous du promontoire, et un peu en arrière, on voit un petit canal qui se dirige d'arrière en avant ; c'est la *niche* de la fenêtre ronde, se terminant par un trou appelé la *fenêtre ronde ;* ce trou est fermé par une membrane fibreuse, la membrane de la fenêtre ronde ou *tympan secondaire.* A côté, plus en avant, se trouve une saillie osseuse, assez large, qui correspond à un canal dans lequel passent les nerfs tympanique et glosso-pharyngien ainsi que plusieurs vaisseaux. Au-dessus du promontoire, on trouve d'abord, en avant : une petite saillie osseuse qu'on appelle le *bec de cuiller*. Cette saillie est formée par le septum qui sépare le canal tubaire du muscle interne du marteau.

En arrière du bec de cuiller, on voit un petit orifice par lequel sort la corde du tympan qui se dirige horizontalement de dehors en dedans vers la partie supérieure de la membrane. En dessous se trouve une saillie longitudinale qui forme la paroi externe de l'*aqueduc de Fallope*. Ce canal renferme le nerf facial et l'artère stylo-mastoïdienne sa paroi est souvent extrêmement mince, percée de trous par lesquels l'artère stylo-mastoïdienne envoie de nombreux rameaux à la caisse du tympan ainsi qu'au nerf lui-même. Ce dernier, outre qu'il peut être atteint directement par l'inflammation, quand la faible paroi de son canal se trouve atteinte par la carie, se trouve encore en communauté de nutrition avec la muqueuse de la caisse. Aussi la paralysie faciale survient-elle fréquemment dans les suppurations chroniques de la caisse. On observe, en outre, à la suite de carie de cette paroi, des hémorrhagies par ulcération de l'artère stylo-mastoïdienne.

Plus bas et plus en arrière se trouve une petite saillie osseuse, *la pyramide*, qui est creusée, à son centre, d'un petit orifice par lequel sort le *muscle de l'étrier*. Enfin, en arrière de la pyramide et au-dessus du niveau du promontoire se trouve un canal, au fond duquel existe un orifice ovalaire, *là fenêtre ovale*, qui s'ouvre dans le vestibule et est fermée par une membrane, *la membrane de la fenêtre ovale*, qui donne attache à la base de l'étrier.

Enfin tout à fait en haut et en arrière, on voit encore une saillie osseuse, lisse et brillante, qui ferme la paroi externe du canal semi-circulaire antérieur.

Paroi supérieure ou cranienne. — Cette paroi, appelée aussi *voûte* de la caisse, correspond à l'union de la portion pierreuse avec la portion écailleuse du temporal et sépare la caisse de la cavité cranienne. A ce point de vue, cette paroi présente une grande importance. Son épaisseur est très variable et quelquefois réduite à un millimètre seulement. Les lamelles de tissu compact de ses surfaces sont très minces au point qu'elle présente presque toujours une certaine translucidité. Elle est percée de nombreux trous vasculaires et présente même quelquefois, normalement de véritables lacunes que l'on pourrait croire produites par la carie. Hyrtl a le premier appelé l'attention sur ces lacunes qu'il a décrites sous le nom de *déhiscence spontanée de la voûte du tympan*. Il est inutile d'insister sur l'extrême importance de ces dispositions dans les cas de carie ou d'inflammation de la caisse. Gruber a même constaté, à l'autopsie, un cas d'emphysème sous-méningé.

Rappelons encore que l'artère méningée moyenne envoie un certain nombre de rameaux à la caisse par la fissure pétro-squameuse et que, chez l'enfant, on y trouve un prolongement de la dure-mère. Cette communauté vasculaire entre la caisse et les méninges peut expliquer bien des phénomènes sympathiques qui se produisent dans le cours des otites moyennes.

La voûte de la caisse est le point de cette cavité que les autopsies ont montré comme le plus fréquemment atteint par la carie.

Paroi inférieure ou jugulaire. — Cette paroi constitue le plancher de la caisse et présente la forme d'une gouttière. Elle n'a que 5 à 6 millimètres de longueur et est percée de deux trous ; l'un pour le passage du rameau de Jacobson, l'autre pour celui de l'artère tympanique ; il y existe en outre un assez grand nombre de petits trous vasculaires, qui mettent la muqueuse de la caisse en rapport direct avec la veine jugulaire. Aussi connaît-on un certain nombre d'observations d'hémorrhagies de la veine jugulaire, survenues par suite d'ulcération de la tunique veineuse dans des cas de carie de plancher de la caisse ; on a observé, plus souvent encore, des thromboses de la veine, à la suite d'otites, sans qu'il existât d'altération de la paroi osseuse. Les nerfs spinal, pneumogastrique et glosso-pharyngien, qui accompagnent la veine jugulaire, peuvent également être atteints par l'inflammation, dans les mêmes circonstances.

Paroi postérieure ou mastoïdienne. — Cette paroi n'offre de remarquable que l'orifice par lequel la caisse du tympan communique avec les cellules mastoïdiennes.

Paroi antérieure ou tubaire. — Elle présente à sa partie supérieure au-dessus du bec de cuiller, l'ouverture tympanique de la trompe d'Eustache. Cette paroi n'est séparée de l'artère carotide que par une mince couche osseuse. Aussi trouve-t-on, dans les recueils scientifiques, des observations d'ulcération de cette artère suivies d'hémorrhagies très graves.

Chaîne des osselets.— La chaîne des osselets se compose du *marteau,* de *l'enclume* et de *l'étrier ;* ces derniers sont reliés entre eux par un petit osselet qu'on appelle l'os *lenticulaire.*

La chaîne des osselets constitue un levier destiné à transmettre à la fenêtre ovale, en les amplifiant, les vibrations de la membrane du tympan. Nous n'insisterons pas sur la description de chacun des osselets isolément et nous ne nous occuperons que de la chaîne envisagée dans son ensemble.

L'articulation de la tête du marteau avec l'enclume constitue une énarthrose ; les deux surfaces articulaires sont encroûtées de cartilage hyalin et séparées par un ménisque fibro-cartilagineux interarticulaire, qui s'insère à la capsule fibreuse dont l'articulation est entourée. Cette articulation présente, du côté de l'enclume, une surface courbe assez irrégulière, assez comparable à une selle sur laquelle est assise la tête du marteau. Helmholtz compare son jeu à celui d'une clef de montre dentelée, pouvant tourner facilement dans un sens, mais ne pouvant faire aucun mouvement dans l'autre. Quand le manche du marteau est tiré en dedans, sa surface articulaire s'emboîte fortement dans la tête de l'enclume, qui la maintient comme une pince, de sorte que l'articulation est fortement serrée ; lorsqu'au contraire le manche du marteau est tiré en dehors, l'articulation se relâche et les surfaces articulaires se séparent, car l'enclume n'est pas entraînée et ne suit pas le marteau.

Il résulte de cette disposition deux conséquences heureuses ; la première, c'est que sous l'influence de l'élasticité naturelle du muscle interne du marteau, de sa contraction lorsqu'un effort d'attention la met en jeu, les différents segments de la chaîne des osselets se trouvent maintenus dans un contact intime et parfait ; la seconde, c'est lorsqu'il se produit, sous une influence quelconque, comme l'action de se moucher, une douche d'air, une compression trop forte de l'air de la caisse et que le tympan est vivement refoulé en dehors, l'étrier ne participe que d'une manière partielle à un mouvement qui pourrait provoquer son arrachement de la fenêtre ovale.

Nous avons vu plus haut quel était le mode d'insertion du marteau au tympan. La manière dont l'étrier s'unit à la fenêtre ovale ne présente pas moins d'intérêt, car les altérations pathologiques sont très fréquentes en ce point et compromettent gravement la fonction.

La fenêtre ovale ne présente pas des bords tranchants ; ces bords ont au contraire, une certaine épaisseur, un demi-millimètre environ ; l'espace qu'elles circonscrivent est rempli par un ligament fibreux, le *ligament annulaire propre de la base de l'étrier*, et par la platine de cet osselet. Cette dernière est plus étroite que le diamètre de la fenêtre ovale, et c'est le ligament annulaire qui comble l'intervalle intermédiaire.

La plaque de l'étrier, du côté du vestibule, est enduite d'une couche de cartilage qui forme environ les deux tiers de son épaisseur.

La ligament circulaire de la base de l'étrier est plus large que l'intervalle qui sépare cette base des bords de la fenêtre ovale. Cela tient à ce que le plan de son insertion ne correspond pas au plan occupé par la platine de l'étrier qui se trouve située plus profondément ; cette disposition lui permet un mouvement beaucoup plus étendu de dedans en dehors que de dehors en dedans.

L'articulation de l'étrier avec la longue branche

2.

de l'enclume se fait par arthrodie. L'étrier étant situé dans un plan horizontal, l'enclume dans un plan vertical, l'union a lieu à angle droit. Les surfaces articulaires sont encroûtées de cartilage hyalin et séparées par un ménisque fibro-cartilagineux.

MUSCLES DE LA CHAINE DES OSSELETS.— Ils sont au nombre de deux : Le *muscle interne du marteau* et *le muscle de l'étrier*.

Le muscle interne du marteau s'insère, d'un côté, à l'union de la portion cartilagineuse avec la portion osseuse de la trompe d'Eustache où il s'entrecroise avec les fibres les plus élevées du péristaphyllin externe. Partant de là, il se dirige obliquement de dedans en dehors et d'avant en arrière, vers la caisse ; arrivé au bec de cuiller, il se réfléchit pour se diriger de dedans en dehors et s'insérer sur le col du marteau ; le muscle est logé dans un canal ostéo-fibreux, immédiatement au-dessus de la trompe d'Eustache ; son aponévrose l'accompagne dans ce canal et forme à son tendon une gaîne qui le suit jusqu'à son insertion.

L'action du muscle interne du marteau consiste à tirer en dedans le manche du marteau et non pas cet osselet dans sa totalité. Il s'insère, en effet, au-dessus des ligaments antérieur et postérieur qui forment l'axe de rotation du marteau ; il augmente, par conséquent, la courbure et la tension de la membrane du tympan.

~ *Le muscle de l'étrier* ne représente guère, comme volume, que le quart du muscle interne du marteau. Il s'insère, d'un côté, au rocher, dans le fond d'un canal borgne dont la pyramide forme l'ouverture. Au sommet de la pyramide son tendon se réfléchit à angle droit pour aller se fixer sur le col de l'étrier. Sa direction est donc légèrement oblique de dehors en dedans et d'arrière en avant. Son action consiste à tirer l'étrier en dehors, et, par conséquent, à relâcher le tympan.

Rapports de la membrane du tympan avec les organes contenus dans la caisse.

Il est essentiel, au point de vue du diagnostic et des opérations que l'on peut avoir à pratiquer sur la membrane du tympan ou dans la caisse, de bien avoir présent à l'esprit la correspondance des divers organes de cette cavité avec des points déterminés de la membrane du tympan : Ces rapports présentent d'assez nombreuses variations individuelles et les indications qui suivent ne sauraient être prises que dans un sens général. Pour faciliter la description, supposons le tympan divisé en quatre segments par deux lignes diamétrales, l'une suivant la direction du manche du marteau, l'autre horizontale, passant par l'ombilic. Nous aurons ainsi deux segments supérieurs, l'un antérieur, l'autre postérieur ; également deux segments inférieurs, antérieur et postérieur. Au segment postéro-supérieur correspondent l'étrier et la fenêtre ovale. Quand ce segment présente une perforation étendue, il est quelquefois possible de voir la fenêtre ovale sur le vivant ; mais cette dernière est souvent placée plus haut, et un stylet, rasant le bord postéro-supérieur de l'anneau tympanique osseux, ne saurait l'atteindre. L'étrier, qui est fixé un peu obliquement sur la fenêtre, la tête inclinée en bas, est plus souvent, au moins en partie, visible. On a pu ainsi, dans quelques cas, se rendre directement compte de la mobilité de cet os. On a même essayé et avec un succès relatif, à lui rendre sa mobilité perdue. Souvent quand le tympan est fortement déprimé, atrophié, on peut voir, par transparence, la tête et l'arc inférieur de l'étrier. La face externe de la longue branche de l'enclume n'est pas éloignée du tympan ; on la voit aussi quelquefois par transparence dans ce segment, à deux millimètres du bord postérieur et à un millimètre plus en avant que l'étrier.

Le segment postéro-inférieur est le lieu d'élection des perforations artificielles de la membrane et la partie la plus facile à atteindre par l'instrument.

Le segment antéro-inférieur est le siège du triangle lumineux et correspond à la fenêtre ronde. Dans le segment antéro-supérieur se trouve l'apophyse externe du marteau. Il forme le lieu d'élection des perforations artificielles qui ont pour but la section du tendon du muscle interne du marteau.

Le promontoire correspond à l'ombilic et au segment antéro-inférieur.

Les divers diamètres de la caisse présentent aussi une certaine importance pratique. De l'orifice tympanique de la trompe à l'entrée des cellules mastoïdiennes, la caisse mesure 0 m. 013 ; sa hauteur au niveau de l'ouverture tympanique de la trompe est de 0 m. 005 à 0 m. 008; plus en arrière, près du marteau, elle est de 0 m. 015. Le diamètre transverse, entre l'ombilic et le promontoire, ne mesure que 0 m. 002 ; souvent encore il est diminué par une dépression de la membrane ; au plancher de la caisse il mesure 4 à 5 mm.

La longueur du tendon du muscle interne du marteau, à partir de sa réflexion sur le bec de cuiller jusqu'à son insertion, est de 2 1/2 à 3 mm. Au niveau de l'apophyse externe du marteau, la caisse est plus large et mesure 6 mm.

MUQUEUSE DE LA CAISSE. — La muqueuse qui tapisse la cavité tympanique est une membrane mince, tapissée à sa surface d'un épithelium à cils vibratils et formant par sa couche profonde le périoste de la caisse. Il est en effet impossible, même après macération, de la dédoubler en deux feuillets. Elle renferme peu de glandes ; Troeltsch dit cependant avoir trouvé fréquemment une glande en grappe, assez volumineuse, près de l'ouverture tympanique de la trompe.

Par sa structure, par ses fonctions et aussi par ses produits pathologiques lorsqu'elle est enflammée, la muqueuse de la caisse est une membrane mixte, tenant à la fois de la muqueuse et de la séreuse.

CONSIDÉRATIONS PHYSIOLOGIQUES

La membrane du tympan, la chaîne des osselets avec ses muscles et la fenêtre ovale constituent un appareil très délicat et très parfait de transmission des ondes sonores. Cet appareil a pour but de recueillir, sur la membrane du tympan, les vibrations qui lui sont communiquées par l'air extérieur et de les transmettre au liquide qui remplit le vestibule. La physique nous apprend que si les vibrations d'un corps solide ou liquide se transmettent facilement à l'air, il n'en est pas de même de la transmission des vibrations de l'air à des solides ou à des liquides.

La théorie de l'audition, établie par Helmholtz, quoique bien incomplète, est généralement acceptée aujourd'hui ; nous nous bornerons à la résumer.

Les vibrations imprimées par les sons à la membrane du tympan sont évidemment très fai-

bles et il faut employer un grossissement assez
considérable pour les rendre visibles ; mais cette
membrane présente une étendue ou une amplitude de vibration relativement considérables. Pour
être transmises sans perte au labyrinthe, dont le
liquide, plus lourd que l'air, exige une plus grande
force pour entrer en vibration, il faut que ces
vibrations soient renforcées dans leur trajet depuis le tympan jusqu'au vestibule. Mais, d'un autre
côté, les expansions nerveuses du labyrinthe,
étant très courtes, ne nécessitent, pour entrer en
jeu, que des vibrations de très faible amplitude.
Le problème se réduit donc à transformer des
vibrations d'une petite force, mais d'une grande
amplitude, en vibrations d'une plus grande force
et d'une moindre amplitude. Or les dimensions
du tympan égalent de 15 à 20 fois celles de la
fenêtre ovale ; l'amplitude de vibration de cette
dernière est donc autant de fois moindre, tandis
que leur énergie se trouve autant de fois multi-
pliée.

Il n'est, en effet, pas possible d'admettre qu'il
existe dans la chaîne des osselets des vibrations
transversales. Elle présente pour cela de trop faibles dimensions, car, pour les sons moyens, la
longueur de vibration est de 1 m. à 1 m. 1/2.
Les cartilages qui encroûtent les surfaces articulaires, le manche du marteau et la plaque de
l'étrier, les éteindraient d'ailleurs en agissant

comme étouffoirs, et c'est peut-être en cela que consiste leur rôle.

L'appareil de la chaîne des osselets vibre donc d'une seule pièce, et oscille comme un pendule. Une vibration frappe la membrane du tympan qui est refoulée en dedans ainsi que le manche du marteau ; la tête de cet osselet bascule, au contraire, en dehors. Ce mouvement de bascule a son centre au niveau du ligament axile ; l'enclume se trouve entraînée par la tête du marteau, l'extrémité de sa longue branche se relève en comprimant l'étrier sur la fenêtre ovale. La seconde phase de vibration ou vibration de retour se fait naturellement en sens inverse. Ainsi tout le système de la chaîne des osselets vibre par un mouvement d'oscillation pendulaire, dont l'axe commun est le ligament axillaire du marteau. Ces idées ne sont pas purement théoriques ; elles ont été démontrées expérimentalement d'abord par Politzer, et plus tard, par d'autres observateurs. Tous ont remarqué que les vibrations du marteau étaient deux fois plus étendues que celles de l'enclume, celles de l'enclume deux fois plus étendues que celles de la plaque de l'étrier ou du liquide labyrinthique : les vibrations du tympan ont, par conséquent, quatre fois plus d'étendue que celles de la fenêtre ovale.

Il résulte de ces observations que ce mode de transmission met le labyrinthe en partie à l'abri des commotions trop violentes que pourrait subir

la membrane du tympan. On a observé fréquemment, en effet, des ébranlements de cette nature,
allant jusqu'à la rupture du tympan, mais jamais
on n'a observé qu'ils eussent déterminé une lésion
du labyrinthe.

Cette théorie nous conduit à cette conséquence
à priori : que les lésions de l'appareil de transmission des ondes sonores doivent compromettre
d'autant plus facilement la fonction qu'elles siègent en un point plus rapproché de la fenêtre
ovale. L'observation des faits pathologiques est
ici parfaitement d'accord avec la théorie. Politzer
a d'ailleurs démontré expérimentalement qu'en
surchargeant le tympan d'une petite boule de cire,
la transmission des vibrations est peu modifiée,
tandis que s'il transporte le même obstacle sur les
osselets, la faculté de vibration de la chaîne est notablement amoindrie.

Lorsqu'il existe une lésion de l'appareil de transmission, l'affaiblissement de la fonction est plus
prononcé pour les tons bas que pour les tons
élevés. Ceci tient à ce que le conduit auditif, qui
possède un ton propre assez élevé, renforce ces
derniers par résonnance et ne renforce pas les
premiers. Il est encore à remarquer que la diminution de l'audition est bien plus marquée pour
la voix humaine que pour d'autres sons ; parce
que les vibrations de la voix humaine sont très
complexes ; elles ne sont pas périodiques comme

celles des sons musicaux, mais elles forment un mélange de bruits et de sons musicaux dont la transmission au labyrinthe est très compliquée. Politzer, qui a étudié les vibrations de la chaîne des osselets sous l'influence de la voix humaine, a observé que les osselets présentent autant de vibrations qu'il y a de voyelles dans le mot prononcé, et que les vibrations provoquées par la prononciation des consonnes sont comparativement très faibles.

La transmission de mouvements aussi faibles que ceux que déterminent les vibrations sonores, nécessite un appareil d'une précision et d'une délicatesse extrêmes, alliées à une solidité suffisante. Le relâchement des articulations de la chaîne des osselets que nous observons sur le cadavre n'existe pas sur le vivant. Nous avons déjà vu que les vibrations transmises se trouvent renforcées par le fait de la différence qui existe entre les dimensions de la fenêtre ovale et celles du tympan. Dans le mouvement de levier que fait la chaîne des osselets se trouve encore une cause d'augmentation de l'énergie des vibrations transmises. La traction du tympan s'exerce sur l'extrémité du manche du marteau pour se transmettre à l'état de pression sur la tête de l'étrier, par l'intermédiaire de la longue branche de l'enclume. Or l'extrémité du manche du marteau est une fois et demie plus éloignée de l'axe de rotation de cet os que l'extrémité de l'enclume et constitue, par conséquent, un bras de levier une fois et demie plus long; la pression exercée sur la tête de l'étrier est donc une fois et demie plus forte que l'impulsion qui agit sur l'extrémité inférieure du manche du marteau.

Mais la force de ce mécanisme réside encore bien plus dans la forme de la *membrane* du tympan. La partie centrale de cette membrane forme un entonnoir; les lignes qui partent du centre de cet entonnoir pour se diriger vers la périphérie, ne sont pas droites, mais légèrement convexes en dehors. Cette convexité est due principalement à la traction exercée par les fibres circulaires. Les variations de pression de l'air contenu dans le conduit auditif tendent à diminuer ou à augmenter cette courbure. Or, quand une corde est tendue, (et on peut comparer les fibres radiées du tympan à une série de cordes tendues) il suffit d'une diminution très faible de la force qui la tend pour produire un changement considérable de son arc. De même, pour le tympan, il suffit d'un déplacement très faible de l'ombilic pour déterminer un changement considérable dans sa courbure. Les vibrations de la membrane viennent se concentrer à l'ombilic et par suite à l'extrémité du manche du marteau, déjà très affaiblies dans leur amplitude, mais avec une énergie d'autant plus grande. Cette amplitude se réduit encore, comme nous l'avons vu plus haut, dans le trajet de la vibration du manche du marteau à la fenêtre ovale.

TROMPE D'EUSTACHE.

La trompe d'Eustache est un canal qui fait communiquer la cavité de la caisse avec le pharynx supérieur. Cette communication a pour but de maintenir l'équilibre de pression sur les deux surfaces de la membrane du tympan, en permettant à l'air de la caisse de se renouveler sous l'influence de différents actes physiologiques dont nous parlerons plus loin.

La trompe se compose, comme le conduit auditif, de deux parties ; l'une osseuse, externe, l'autre cartilagineuse, interne. Sa longueur totale est de 3 1ȷ2 à 4 centimètres dont 1 1ȷ2 pour la partie osseuse et 2 1ȷ2 pour la partie cartilagineuse : les deux portions forment chacune un canal conique, se réunissant par leur extrémité la plus étroite, de sorte que ce point de jonction forme la partie la plus rétrécie de la trompe.

Portion osseuse. — Partant de la partie supérieure de la caisse, la trompe osseuse se trouve logée dans la partie la plus élevée de la face antérieure du rocher, immédiatement au-dessous du canal qui loge le muscle interne du marteau. Elle forme, comme nous l'avons vu, un cône creux tronqué, dont la base correspond à la caisse, et

la partie la plus étroite au sommet de la pyramide.
Sa lumière est généralement triangulaire. Elle se
dirige de dehors en dedans, de haut en bas et
d'arrière en avant.

Portion cartilagineuse. — Le cartilage de la
trompe ne constitue pas un canal complet, mais
une gouttière ouverte en bas et en avant et aux
bords de laquelle s'insère une membrane fibreuse
qui comble l'intervalle circonscrit par ces bords.

L'extrémité la plus étroite du cône tronqué
formé par la trompe cartilagineuse s'insère directement, et sans aucun intermédiaire, à l'extrémité interne de la trompe osseuse. De là, le canal
va en s'évasant jusqu'à son orifice pharyngien où
cet évasement augmente brusquement pour former le pavillon de la trompe. Sa direction continue
celle de la portion osseuse, en faisant avec cette
dernière un petit angle obtus en bas. Mais au
point de vue pratique, on peut considérer tout le
canal de la trompe comme ayant une disposition
rectiligne.

Le cartilage de la trompe est maintenu dans sa
position par une adhérence intime de la face supérieure avec le fibro-cartilage basilaire ; son extrémité pharyngienne seule est libre.

Structure. — La portion interne de la trompe est
formée par un fibro-cartilage : à sa surface on
trouve un feutrage de fibres entremêlées de noyaux

cartilagineux allongés, et qui se trouve en rapport intime avec le périchondre.

Le canal de la trompe est tapissé par une muqueuse très épaisse, très riche en glandes dans la partie membraneuse du segment cartilagineux, très mince, au contraire, à l'ouverture pharyngienne où elle est garnie d'une couche d'épithélium vibratil. Dans la portion osseuse, la structure de la muqueuse se rapproche davantage de celle de la caisse.

Calibre. — Dans la partie la plus rétrécie, il ne mesure que 2 mm. de hauteur sur 1 mm. de largeur ; à l'orifice tympanique, 5 à 6 mm. de hauteur sur 3 à 4 mm. de largeur ; au niveau du pavillon, 8 à 10 mm. de hauteur sur 5 à 6 de largeur. Il suffit donc d'un gonflement assez léger de la muqueuse pour produire son obstruction.

Orifice tympanique. — Il y a une certaine importance pratique à bien préciser la situation des deux orifices de la trompe. L'orifice tympanique est situé à la partie supérieure de la paroi antérieure de la caisse. Cette position élevée, par rapport au plancher de la caisse, semble indiquer que la trompe joue fort peu le rôle de canal d'excrétion.

Orifice pharyngien. — Le pavillon de la trompe présente dans sa forme, dans sa situation et dans

son développement de grandes variations individuelles. En général, il est situé sur un plan d'un
centimètre plus élevé que le plancher des fosses
nasales ou l'insertion du voile du palais, et sur le
prolongement de la ligne d'insertion du cornet
inférieur. Il est éloigné d'un centimètre environ
de la paroi postérieure du pharynx, dont il est
séparé par une dépression, *la fossette de Rosenmüller*, dans laquelle s'engage souvent le bec de
la sonde quand on pratique le cathétérisme.

Trompe d'Eustache chez l'enfant. — Chez l'enfant,
le calibre de la trompe est, d'une manière absolue,
plus considérable que chez l'adulte, mais la partie osseuse est beaucoup moins développée. Sa
direction est complètement horizontale ; le cartilage est encore à l'état rudimentaire à la naissance ; l'orifice pharyngien n'est pas saillant, et
se présente sous la forme d'une simple fente verticale. A la naissance, sa situation est sur le même
plan horizontal que l'insertion du voile du palais.
Vers l'âge de quatre ans, il dépasse ce plan d'environ 4 à 5 mm.

Appareil musculaire de la trompe. — L'étude de
l'appareil musculaire de la trompe et de son fonctionnement est très difficile ; cette question est
encore, aujourd'hui, fort discutée. Nous nous con-
tenterons d'en résumer les éléments.

1º Le muscle tenseur du voile du palais, ou *péristaphyllin externe*, prend son insertion mobile sur la portion fibreuse ou membraneuse du cartilage de la trompe et son insertion fixe sur le voile du palais, quand ce dernier est à l'état de contraction. Il est donc abducteur ou dilatateur de la trompe dans les actes physiologiques où cette contraction du voile du palais se produit, comme dans l'acte de la déglutition par exemple.

2° Le muscle élevateur du voile du palais ou *péristaphyllin interne*, s'insère d'une part à la face inférieure du rocher, et, par un faisceau, à l'extrémité externe du cartilage de la trompe; puis il suit une direction parrallèle à la trompe pour se rendre au voile du palais; il comprime donc la trompe pendant sa contraction et par conséquent, il est adducteur indirect.

Ces insertions musculaires présentent de nombreuses variations individuelles qui peuvent expliquer, jusqu'à un certain point, les divergences des auteurs. Il est certain que les deux muscles péristaphyllins jouent un rôle capital dans le fonctionnement de la trompe, mais il n'est pas moins certain aussi que tout l'appareil musculaire et ligamenteux du pharynx exerce également une certaine action. Lorsque, par exemple, on exerce une traction sur les muscles constricteurs du pharynx, la paroi postérieure de la trompe est écartée et le pavillon s'ouvre. Si l'on tire le voile du palais en bas, les parois tubaïres se resserrent davantage; il se passe alors dans la caisse du tympan un phénomène sur lequel Weber Liel a appelé le premier l'attention et qui est dû à un tiraillement du muscle interne du marteau. Nous avons déjà dit que ce petit muscle présentait, à son insertion tubaire, des connexions intimes avec les muscles de la trompe. Si donc, sur une préparation appropriée, on ouvre la caisse du tympan et que l'on abaisse le voile du palais, on voit les osselets et le tympan se mouvoir. Le claquement que l'on entend dans l'oreille quand on ouvre fortement la bouche ou pendant le bâillement est dû à la même cause.

Une question très intéressante et fort débattue est de savoir si, à l'état normal, la trompe forme un canal constamment ouvert ou bien si elle ne s'ouvre que sous l'influence de la contraction des muscles du pharynx et du voile du palais. La structure anatomique de la trompe, présentant des parois résistantes et qui ne peuvent s'accoler, au moins dans sa partie supérieure, semble déjà indiquer qu'elle est constamment ouverte. On peut observer, sur un certain nombre de personnes à audition normale, de légers mouvements de la membrane du tympan isochrones aux mouvements respiratoires. Il est donc probable que si la trompe ne peut être considérée comme un canal béant, le passage de l'air n'y rencontre que des obstacles extrêmement faibles.

Apophyse mastoïde.

L'apophyse mastoïde présente de nombreuses variétés individuelles ; absente ou à l'état rudimentaire chez l'enfant, suivant l'âge, elle prend chez l'adulte et plus encore chez le vieillard, la forme d'un véritable mamelon.

Couche cutanée. — La peau de l'apophyse, lisse et dépourvue de poils, est épaisse et résistante ; de sa partie profonde partent des tractus fibreux qui l'unissent à la couche aponévrotique.

La couche *sous-cutanée,* de texture très serrée, contient dans ses aréoles un tissu graisseux, rougeâtre et quelques ganglions lymphatiques dont l'engorgement et l'induration accompagnent souvent les otites.

La couche aponévrotique est formée par l'aponévrose d'insertion du muscle sterno-mastoïdien. Elle adhère, d'une part, au périoste, d'autre part, par les tractus fibreux dont nous avons parlé, à la peau de l'apophyse.

Au-dessous de l'aponévrose se trouve le périoste qui est en rapport de continuité avec le périoste qui tapisse le conduit auditif externe.

Les *cellules mastoïdiennes* sont comprises entre deux tables de tissu compact qui peuvent être considérées comme la continuation des deux tables de la portion écailleuse du temporal. La table interne, très mince, sépare les cellules de la cavité crânienne ; la table externe limite, au dehors, les cellules et présente une surface rugueuse, convexe, dont l'épaisseur augmente du sommet à la base.

Les cellules -elles-mêmes se divisent en deux groupes : l'un horizontal, appelé *antre mastoïdien*, limite la paroi postérieure de la caisse avec laquelle il communique et s'étend un peu au-dessus des parois supérieures de la caisse et du conduit ; il est généralement subdivisé en un certain nombre de cellules secondaires ; l'autre, vertical, composé des cellules grandes et petites qui existent dans la partie saillante de l'apophyse, se trouve situé sur un plan inférieur au précédent.

Les cellules de ces deux groupes communiquent entre elles, et sont tapissées par une muqueuse fine et délicate qui leur sert en même temps de périoste et qui est une continuation de la muqueuse de la caisse.

Rapports et développement. — Les rapports de l'apophyse mastoïde avec les parties voisines présentent une grande importance. En arrière, elle répond à la dure-mère cérébelleuse et au sinus latéral, dont elle n'est séparée que par une lame osseuse mince, perforée de pertuis vasculaires. En avant, elle correspond à la partie profonde du conduit auditif externe.

Les rapports des cellules avec les parties voisines se modifient naturellement avec leur développement. Le groupe des cellules horizontales existe déjà chez le nouveau-né sous le nom de *cavité prémastoïdienne*, et, comme la caisse, il est comblé par un tissu gélatineux qui disparaît rapidement. A la place où doit se former le groupe des cellules verticales on ne trouve encore que du tissu spongieux qui commence à être résorbé dans le cours de la première année ; à l'âge de trois ans les cellules sont développées dans toute l'épaisseur de l'apophyse et à partir de ce moment elles augmentent de capacité jusqu'à la vieillesse.

Dans le jeune âge, les cellules se trouvent donc en rapport avec la fosse cérébrale postérieure, et leurs maladies se communiqueront plutôt au cerveau qu'au cervelet. Cette propagation est encore facilitée à cet âge par l'existence d'un prolongement que la dure-mère envoie, par la fissure pétro-squameuse à la caisse et aux cellules mastoïdiennes et qui y établit des rapports de nutrition plus intimes que chez l'adulte.

Chez le vieillard, l'apophyse mastoïde est souvent sclérotisée, transformée en une masse de tissu compact, présentant peu de cellules, d'autres fois, les cellules restent bien développées.

Les cellules aériennes ne sont pas limitées à l'apophyse, comme nous venons de les décrire. En dehors de celles que nous avons indiquées au-dessus des parois intérieures du conduit et de la caisse, on en trouve aussi au plancher de la caisse, dans l'écaille temporale, autour des parois du limaçon, et souvent même elles s'étendent jusqu'à la pointe du rocher. Toutes ces cellules se laissent injecter par les cellules mastoïdiennes ou par la caisse et permettent l'extension, au loin, des inflammations de ces cavités.

OREILLE INTERNE

Le cadre restreint de cet ouvrage ne nous permettrait qu'une description trop incomplète et, par conséquent, sans intérêt de l'oreille interne. Nous renvoyons donc le lecteur aux traités spéciaux.

CHAPITRE II

Étiologie générale.

Les causes des maladies des oreilles peuvent être divisées en causes directes ou locales, telles que le froid, les violences extérieures ; et en causes indirectes ou prédisposantes telles que l'âge, le sexe, les professions, certaines maladies générales, des maladies locales, siégeant dans le voisinage de l'appareil auditif.

Froid. — Le froid est le plus grand ennemi de l'oreille ; le froid humide surtout doit être considéré comme la cause la plus fréquente de ses maladies, soit qu'il agisse directement sur l'oreille, soit qu'il agisse d'une manière réflexe, comme un refroidissement des pieds, par exemple. Il y a des personnes chez lesquelles le moindre froid produit un catarrhe de la caisse ou de la trompe, comme, chez d'autres, il produit un coryza.

Le froid humide est surtout pernicieux quand

il agit directement sur la tête : douches, lotions, bains froids. Pendant la saison des bains froids, les otites dues à cette cause sont fréquentes ; elles surviennent surtout à la suite de la pénétration de l'eau froide dans l'oreille, chez les baigneurs qui plongent. Aussi doit-on toujours prendre la précaution d'introduire du coton dans le conduit avant de plonger dans l'eau.

Les bains de mer ont fréquemment une influence fâcheuse sur l'audition chez les personnes prédisposées ou déjà atteintes d'une affection des oreilles. Les sourds anémiques, envoyés aux bains de mer pour se guérir de leur anémie, en éprouvent fréquemment une aggravation de leur surdité.

Violences extérieures. — Les violences extérieures agissent fréquemment sur l'oreille. L'introduction de corps étrangers est loin d'être rare, et s'ils blessent rarement les parois du conduit ou la membrane du tympan, il n'en est pas de même des tentatives que l'on emploie pour les extraire. Ces dernières donnent lieu au plus grand nombre des cas de blessures des parois du conduit.

Une chute sur le menton peut être suivie d'une fracture de la paroi antérieure du conduit. Les fractures du rocher, accompagnées de déchirure du tympan, sont fréquentes à la suite de chutes sur la tête.

La compression brusque de l'air du conduit auditif, soit qu'elle ait lieu sous l'influence de violentes détonations (artilleurs), soit qu'elle résulte d'une chute dans l'eau, de l'application d'un soufflet sur l'oreille, peut produire la déchirure de la membrane du tympan.

Age. — L'âge exerce une influence très considérable sur la fréquence et sur la nature des maladies de l'organe auditif. C'est dans le jeune âge que l'on verra le plus grand nombre d'affections inflammatoires de cet organe, et dans l'âge adulte le plus grand nombre de surdités. Tandis que chez l'adulte nous voyons la surdité résulter le plus souvent d'affections à marche lente, insidieuse, progressive , nous voyons, chez l'enfant, dominer les maladies aiguës, inflammatoires et suppuratives. Il faut tenir compte, pour expliquer ce fait, de la suractivité nutritive que nécessitent chez l'enfant l'accroissement et le perfectionnement de l'organe, d'une vascularisation plus grande du rocher, aussi bien que de la tendance plus marquée du jeune organisme à la suppuration. Certaines maladies, dont les manifestations se portent si fréquemment sur l'oreille, telles que les fièvres éruptives, les angines, sont plus spéciales au jeune âge. A ces causes, il faut joindre la disposition anatomique de l'oreille de l'enfant, la brièveté du conduit auditif et la largeur de la trompe d'Eustache. En un mot, on peut dire que, chez l'enfant, la disposition aux maladies des oreilles est générale, tandis que chez l'adulte, elle est beaucoup plus individuelle. Il faut citer, pour ce dernier, l'abus de l'alcool et du tabac, l'angine glanduleuse, si répandue aujourd'hui, la syphilis.

Chez le vieillard, la déformation du méat auditif, l'existence dans le conduit de poils durs et raides, le manque de fluidité du cérumen, l'absence de dents, la sécheresse générale de la peau, sont des causes prédisposantes à la formation de bouchons cérumineux. La dégénérescence sénile des parties molles du labyrinthe, imprégnation pigmentaire, atrophie, dégénérescence amyloïde, est une cause d'affaiblissement et même d'extinction de la fonction auditive.

Sexe.—Le sexe ne crée pas une prédisposition bien marquée aux maladies des oreilles ; je me bornerai à signaler la surdité hystérique, la surdité, probablement de nature embolique, qui survient à la suite de couches, d'une manière généralement subite.

Professions. — Certaines professions agissent d'une manière très funeste sur l'organe de l'ouïe : En général les professions qui s'exercent au milieu de bruits intenses comme celles de chaudronniers, artilleurs, forgerons, finissent par amener un affaiblissement notable et même la perte de la fonction auditive. Il en est de même des professions qui s'exercent au milieu de poussières, d'émanations gazeuses, qui irritent la gorge, ou dans des locaux froids et humides, ou qui exposent à de fréquentes variations de température.

MALADIES GÉNÉRALES

Un assez grand nombre de maladies générales se compliquent plus ou moins fréquemment d'inflammations des oreilles. Telles sont : les fièvres éruptives : rougeole, scarlatine, variole ; la fièvre typhoïde, la diphtérie, la méningite cérébro-spinale, la pneumonie catarrhale, la syphilis et la scrofule, etc. La gravité des complications auriculaires de ces maladies dépend de la gravité de la maladie primitive et varie selon les épidémies.

Rougeole. — Le catarrhe de la trompe et de la caisse est très fréquent ; le plus souvent il est simple et ne prend qu'exceptionnellement la forme purulente. Il peut présenter tous les degrés, depuis la simple hypérémie de la muqueuse de la caisse, jusqu'à la formation d'une collection muco-purulente suivie de perforation de la membrane du tympan : la sécrétion est, en général, très visqueuse, plutôt muqueuse que purulente. Cette forme d'otite moyenne présente toujours une certaine bénignité relative.

Scarlatine. — Dans la scarlatine, l'otite moyenne se présente, en général, avec un caractère intense, franchement purulent ; elle s'accompagne de végétations polypeuses, dues à des petits exsudats qui se forment dans la muqueuse de la caisse et qui s'organisent en petites granulations dont quelques-unes prolifèrent. Les perforations du tympan sont souvent multiples, comme s'il s'agissait d'un processus gangréneux. Les complications présentent donc un caractère plus grave que dans la rougeole ; l'existence de diphtérie pharyngienne ne doit pas y être étrangère. En outre, la scarlatine peut déterminer la surdité par suite des altérations du cerveau et de l'oreille interne qui peuvent en être la conséquence, de même que par les paralysies des muscles du pharynx et de la trompe.

Variole. — Dans la variole, l'inflammation de la caisse prend toujours un caractère franchement purulent, mais elle est beaucoup moins fréquente que dans les maladies précédentes. Il se développe dans la caisse des pustules dont l'ouverture laisse une petite ulcération sur la muqueuse. On trouve, en outre, une hypérémie générale de la muqueuse, avec épaississement et infiltration purulente, des hémorrhagies diffuses ou en collection. Le labyrinthe présente toujours un certain degré d'hypérémie. Sur le pavillon, les pustules sont généralement nombreuses ; elles sont plus rares dans la portion cartilagineuse du conduit, et extrêmement rares dans la portion osseuse. Cette dernière est souvent le siège d'une forte hypérémie, d'hémorragies, d'une exsudation séreuse avec gonflement et prolifération des cellules du réseau de Malpighi.

Fièvre typhoïde. — Dans le cours de la fièvre typhoïde, on voit survenir de la surdité, des bourdonnements et souvent un écoulement purulent par une ou par les deux oreilles. Il faut ici distinguer deux ordres de symptômes, les uns, purement sympathiques, les autres, liés à une inflammation des oreilles.

Les symptômes du premier ordre qui consistent en surdité et bourdonnements, sont précoces ; ils dépendent des phénomènes cérébraux congestifs ; un bain froid, qui amende ces derniers, fait disparaître immédiatement la surdité.

Les phénomènes du second ordre, dépendant d'une inflammation purulente de la caisse, sont plus tardifs ; leur développement est lent et progressif ; souvent ils n'ont atteint leur summum que sur le déclin de la pyrexie. L'otite est le plus souvent la conséquence de la pharyngite qui ne manque dans presque aucun cas de fièvre typhoïde confirmée et qui se propage à la trompe et à la caisse.

Elle est surtout intense quand la pharyngite se complique de plaques diphtéritiques. Dans ces cas, elle s'accompagne d'une aggravation générale, d'un retour ou d'une augmentation des symptômes cérébraux, qui peuvent en imposer pour une méningite et qui disparaissent dès que survient un écoulement purulent par les oreilles. Quelquefois même l'otite envahit rapidement l'oreille interne et, s'étendant jusqu'aux méninges, elle peut être la cause d'une terminaison fatale, comme j'ai eu l'occasion de l'observer deux fois.

Il ne faudrait pas croire cependant que toutes les fois qu'il survient un écoulement des oreilles dans le cours d'une fièvre typhoïde, on ait affaire à une suppuration de la caisse avec rupture de la membrane du tympan. Il se développe aussi, sous l'influence de cette pyrexie, des otites externes, et un abcès parotidien, s'ouvrant dans le conduit auditif, peut également simuler une otite.

L'oreille interne peut être altérée à la suite de la fièvre typhoïde sans qu'il y ait eu de catarrhe de la caisse (Moos), les altérations morbides se portant sur les parties membraneuses du labyrinthe. Elles consistent en une infiltration de cellules lymphatiques, qui est peut-être spéciale à la fièvre typhoïde ; ces infiltrations peuvent se résorber ou subir la régression purulente ou caséeuse ; elles se montrent bien plus fréquemment chez l'enfant que chez l'adulte.

Diphthérie. — La diphthérie simple se complique bien rarement d'une otite. Il n'en est pas de même quand elle vient se superposer à une pyrexie.

On a cependant observé l'extension des fausses membranes jusque dans la caisse ; on a cité également quelques observations de diphthérie primitive du conduit auditif.

Méningite cérébro-spinale. — Quand la méningite cérébro-spinale guérit, elle laisse trop souvent après elle une surdité grave, mais dont le pronostic varie, suivant que les lésions siègent dans le cerveau, le labyrinthe ou dans la caisse. On a observé, en effet, dans le cours de cette maladie, des inflammations suppuratives de la caisse, mais ces cas sont malheureusement les plus rares. Le plus souvent on trouve dans la méningite des altérations du cerveau et du labyrinthe qui rendent compte de la surdité. Voltolini croit que dans les cas légers ou abortifs de méningite cérébro-spinale, et suivis de guérison avec surdité, la surdité est due, non à cette maladie, mais à une inflammation aiguë primitive du labyrinthe qui donne lieu à des symptômes cérébraux très analogues à ceux de la méningite. L'invasion brusque, la faible durée de la maladie, son peu de gravité relative, sauf pour l'organe de l'ouïe, sont des raisons que Voltolini invoque en faveur de sa manière de voir. Il serait prématuré de se prononcer sur cette question qui nécessite encore, pour être éclaircie, de nombreuses et minutieuses autopsies.

Pneumonie catarrhale. — L'enfant est si prédisposé aux affections catarrhales de l'oreille, qu'on les rencontre, chez lui, dans toutes les maladies des voies respiratoires. Dans la pneumonie du sommet, dite cérébrale, Steiner a trouvé seize fois un catarrhe purulent de la caisse; dix fois, il était unilatéral et six fois bilatéral; Gellé a également ment décrit l'otite qui complique la pneumonie catarrhale des enfants. Coïncidence à noter : le côté droit, qui est plus fréquemment le siège de la pneumonie du sommet, est aussi le plus souvent atteint par l'otite. Le fait de la disparition, en quelque sorte instantanée, des phénomènes cérébraux, aussitôt qu'apparaît un écoulement auriculaire, fait tellement constant qu'il ne saurait être considéré comme une simple coïncidence, impose rigoureusement l'examen de l'oreille dans tous les cas de pneumonie accompagnés de ces phénomènes chez l'enfant. L'otite survient le plus souvent sur le déclin de la pneumonie, quand l'état du poumon s'est notablement amélioré et ne permet plus de lui rapporter les phénomènes cérébraux qui persistent ou s'aggravent.

Oreillons. — Il survient quelquefois, dans le cours de cette maladie, ordinairement vers le cin-

quième ou sixième jour, une surdité subite, le
plus souvent indolore, quelquefois cependant, précédée ou accompagnée de vives douleurs dans
l'oreille atteinte. Cette surdité est unilatérale ou
bilatérale, s'accompagne de bourdonnements, de
vertiges et d'incertitude dans la démarche. Les
auteurs qui l'ont observée ne sont pas d'accord
sur ses causes : les uns l'attribuent à une inflammation du labyrinthe, les autres à un catarrhe de
la caisse. D'après nos propres observations, les
deux formes peuvent se présenter simultanément
ou isolément.

Malaria. — L'influence paludéenne peut s'exercer sur l'organe auditif, et se traduire, soit par
des douleurs névralgiques siégeant dans le domaine
de la cinquième paire et envahissant une ou plusieurs branches de ce nerf ; soit par des altérations
trophiques qui donnent lieu à une forme spéciale
d'otite. Cette dernière se caractérise par des douleurs survenant généralement le soir, précédées
d'un frisson plus ou moins violent et accompagnées
de sueurs profuses et de suppuration abondante
de l'oreille. Les rémittences diurnes qui se produisent aussi dans l'otite moyenne ordinaire sont
ici bien plus marquées. L'inefficacité de tous les
traitements employés, tant que l'on n'a pas recours
au sulfate de quinine, l'action héroïque de ce
dernier, forment encore un des caractères particu-

liers de l'otite marématique que nous proposerons de désigner sous le nom de *febri-névralgie de l'oreille*.

Il n'est pas nécessaire que le malade ait subi, d'une manière évidente, l'influence du voisinage d'un marais, pour que ses oreilles subissent l'action de la *malaria*. Cette action se manifestera bien plus facilement chez des personnes déjà atteintes d'une affection chronique de l'oreille, telle que le catarrhe de la caisse. Ces dernieres voient, en effet, fréquemment leur état s'aggraver pendant les saisons humides ou sous l'influence de certaines résidences qu'elles n'ont qu'à quitter pour revenir à leur état antérieur.

Fièvre des foins. — Le *hay-fever* s'accompagne presque toujours d'un catarrhe de la trompe d'Eustache qui s'étend souvent jusqu'à la caisse du tympan. Quelquefois, on a observé une otite externe diffuse. S'agit-il ici d'une simple extension du catarrhe naso-pharyngé à la trompe ou d'une action spéciale de l'agent morbifique sur l'oreille ainsi qu'elle se produit dans d'autres maladies infectieuses ? Les observations manquent pour élucider cette question.

Maladie de Bright. — Dans cette affection, la surdité survient quelquefois dans l'une ou les deux oreilles. On avait d'abord attribué cette surdité à

un œdème du nerf au ditif, mais onsait aujour-
d'hui qu'elle peut aussi être provoquée par un
épanchement de sang dans la caisse.

Scrofule. —La scrofule sans avoir une action cau-
sale directe sur les maladies de l'organe auditif, y
joue cependant un grand rôle, surtout chez les enfants. C'est à son influence qu'il faut souvent attribuer la persistance et le retour de certains catarrhes
rebelles. Par les exanthèmes cutanés, les catarrhes
naso-pharyngiens chroniques, qui sont sous sa
dépendance, la scrofulose est souvent la cause
primitive de beaucoup d'affections auriculaires.

Syphilis. — Jusqu'à ces dernières années, on
ne possédait aucune notion précise sur la syphilis
de l'oreille, quelques travaux récents ont jeté un
peu plus de lumière sur la question.

Toutes les affections auriculaires qui se présentent dans le cours d'une infection syphilitique
doivent-elles être considérées comme étant de
nature spécifique? Évidemment non. La surdité
syphilitique présente-t-elle des caractères anatomiques ou cliniques tellement constants qu'ils
permettent de la reconnaître toujours, ainsi que
l'a avancé Troelfsch? Cela n'est vrai que dans une
certaine limite.

Les accidents syphilitiques primitifs se mani-
festent rarement sur l'oreille ; les plaques mu-

queuses, les tumeurs gommeuses, sont déjà un peu plus fréquentes; l'angine syphilitique peut s'étendre au pavillon de la trompe sous forme de granulations, d'ulcérations qui peuvent laisser à leur suite des oblitérations cicatricielles persistantes. L'otite moyenne, résultant de la propagation de l'angine spécifique à la caisse est rare; elle se distingue des autres inflammations de cette cavité par la persistance de la douleur, avec la même intensité, même après la perforation de la membrane du tympan. L'otite moyenne syphilitique se présente ainsi sous la forme catarrhale et suppurative et sous la forme sèche, hypertrophique; dans cette dernière forme, on observe, des hyperostoses des osselets et des parois de la caisse, surtout de la paroi interne; le travail de prolifération osseuse s'accompagne toujours de phénomènes de congestion labyrinthique; l'affection est généralement bilatérale. Au point de vue clinique, elle se caractérise par une marche très rapide de la surdité et par des douleurs osseuses avec exacerbations nocturnes.

On ne sait à peu près rien des altérations que la syphilis détermine dans les diverses parties du labyrinthe, mais ce dernier est certainement atteint dans un grand nombre de cas. La rapidité de la marche de la surdité, les vertiges, les troubles de l'équilibre qui l'accompagnent sont des signes à peu près certains de lésion labyrinthique. Nous reviendrons plus tard sur ce point.

MALADIES LOCALES

Les maladies des parties avoisinant l'oreille forment une des causes les plus fréquentes d'altérations de cet organe. En première ligne il faut citer les maladies de la cavité naso-pharyngienne. Nous avons vu, dans les pages précédentes, que c'est surtout par les angines spécifiques que les pyrexies donnent lieu à des propagations morbides vers la caisse du tympan. Il est tout aussi naturel que la même propagation ait lieu dans les angines d'une autre nature. Mais en dehors de ces extensions d'inflammations par continuité et contiguïté de tissus, en dehors de la gêne que peut déterminer dans le fonctionnement de la trompe d'Eustache la présence dans le pharynx de tumeurs de toute nature, les maladies de la cavité naso-pharyngienne peuvent déjà provoquer des troubles sérieux dans la fonction auditive. Aussi, un simple coryza peut s'étendre au pharynx et de là à la trompe d'Eustache et à la caisse ; le fait est très fréquent. Quand le coryza est chronique, il est rare que la muqueuse du pharynx supérieur ne participe pas au gonflement et à l'hypersécrétion de la muqueuse nasale. Le pavillon de la trompe se trouve aussi couvert de mucosités épaisses et gluantes. Les narines imperméables à l'air obligent le malade à respirer par la bouche ; ces cas s'observent très fréquemment chez les enfants. Dans de pareilles conditions, les mouvements de déglutition agissent comme dans le procédé de Toynbec, pour la raréfaction de l'air de la caisse. A chacun de ces mouvements, l'air de la caisse se trouve aspiré, le tympan se déprime, cette altération, passagère dans les débuts, finit par devenir permanente ; la surdité survient, toujours plus prononcée après les repas.

Les angines, l'amygdalite surtout, s'accompagnent fréquemment de douleurs très violentes dans l'oreille. Ces douleurs ne sont pas toujours liées à une extension de l'inflammation vers la caisse, elles présentent souvent un caractère réflexe que l'absence de surdité et surtout l'exploration de l'oreille permettent de reconnaître. Il en est de même des otalgies réflexes qui accompagnent les névralgies dentaires. Cependant, chez les enfants, surtout quand ils sont débiles et lymphatiques, l'évolution des dents s'accompagne fréquemment d'otites le plus souvent externes. Chez un certain nombre on voit ces otites survenir à chaque poussée dentaire ; elles ne sauraient s'expliquer que par une action réflexe du trijumeau.

CHAPITRE III

Exploration de l'oreille. — Méthodes d'examen et de diagnostic

Lorsque le médecin est appelé à examiner un malade atteint d'une affection des oreilles, il doit commencer par un interrogatoire sur les circonstances générales qui ont accompagné cette affection, telles que l'âge du malade, la cause, le début, les symptômes de la maladie, les traitements déjà suivis, enfin l'état de la santé générale. Il procédera ensuite à l'examen local en commençant par le pourtour de l'oreille ; il constatera s'il existe des ganglions engorgés, du gonflement, de la rougeur, de l'empâtement dans les régions mastoïdienne et sous-auriculaire ; si un écoulement a lieu par le méat ou s'il y existe de la rougeur, des ulcérations, enfin, il passera à l'examen objectif du conduit.

EXPLORATION OBJECTIVE DE L'OREILLE EXTERNE ET DU TYMPAN

Speculum. — Le speculum a pour but de transformer en un canal droit le canal coudé que forme le conduit auditif. On se sert généralement de speculums pleins ou bivalves, sans manche, qui une fois introduits dans le conduit s'y maintiennent seuls. Pour les jeunes enfants, j'ai fait construire par M. Galante des speculums ayant un diamètre plus faible et moins longs que ceux que l'on emploie pour l'adulte. Le conduit auditif de l'enfant étant plus court, un speculum trop long s'y maintient plus difficilement et fait, en outre, perdre inutilement une certaine quantité de lumière.

Pour introduire le speculum on le saisit entre le pouce et l'index de la main droite, pendant qu'avec la main gauche, on attire le pavillon de l'oreille en haut et en arrière. Le speculum doit être préalablement chauffé, soit en le maintenant pendant quelques secondes au-dessus de la cheminée de la lampe, soit en le frottant un peu vivement avec une serviette. Pendant son introduction, il faut lui imprimer de légers mouvements de torsion qui facilitent sa progression. Cette introduction doit se faire sans violence et ne produire aucune douleur. Il est bon de choisir toujours le calibre le plus grand qui puisse passer, en vue de la facilité de l'exploration. En général, les débutants ne font pas pénétrer le speculum assez profondément dans le conduit, ce qui rend l'examen beaucoup plus difficile. Une fois le speculum bien en place, la main droite saisit le miroir réflecteur, pendant que la main gauche continue à maintenir le pavillon en haut et en arrière ou maintient le speculum. Chez le jeune enfant, le pavillon doit être tiré un peu en bas et directement en dehors pour effacer les replis que forme la portion membraneuse du conduit non encore ossifiée.

Lumière. — La lumière du soleil, projetée directement dans l'oreille, constitue le meilleur mode d'éclairage. Elle permet de voir les parties avec beaucoup plus de netteté et conserve intacte leur coloration naturelle; il est bon d'y recourir dans les cas difficiles ou douteux, mais comme il est impossible de se procurer la lumière solaire à volonté, il faut, dans la pratique courante, employer d'autres sources lumineuses.

La lumière diffuse d'un beau jour, réfléchie à l'aide d'un miroir et préconisée par Trœltsch ne donne qu'exceptionnellement un éclairage suffisant dans nos climats. Le meilleur est donc de recourir à la lumière d'une bonne lampe à huile ou à pétrole, peu importe. Le principal est que la lumière soit suffisante et qu'elle soit la plus blanche possible.

Réflecteur. — Presque tous les otologistes ont chacun un réflecteur ou un moyen d'éclairage spécial ; tous ces appareils ont leurs avantages et leurs inconvénients. Chacun se sert avec le plus de fruit de l'instrument dont le maniement lui est le plus familier. Quand on n'a aucune préférence, le miroir de Trœltsch, d'un diamètre de 10 à 12 centimètres, avec une distance focale de 20 à 25, est le plus simple et le plus commode. Il est muni d'un manche pour le tenir à la main, mais en outre il doit être disposé de manière à pouvoir s'adapter à un bandage frontal, ou, comme le réflecteur de Duplay, sur une monture de lunettes. On projette à l'aide du miroir, dans le conduit, les rayons de la lampe ou du jour et on inspecte les parties à travers l'ouverture qu'il porte à son centre. Pour l'examen chez l'adulte le médecin, se place, debout ou assis, directement en face de l'oreille à examiner, son œil à la hauteur du méat ; chez le jeune enfant, par suite de l'horizontalité de la membrane du tympan, le rayon visuel de l'explorateur doit être dirigé de bas en haut ; l'enfant devra donc être placé sur les genoux d'un aide, assez haut pour que son oreille soit dans un plan supérieur à celui de l'œil de l'observateur.

Pince auriculaire. — La pince auriculaire a pour but d'enlever les petits grumeaux de cérumen desséché, les pellicules épidermiques qui obstruent plus ou moins la lumière du conduit. S'il existe des corps étrangers tels qu'un amas de cérumen, des produits de suppuration qui ne peuvent être enlevés avec la pince, l'examen doit être précédé d'une ou plusieurs injections d'eau tiède.

On commence par examiner l'état du conduit auditif, puis celui de la membrane du tympan. A l'état normal, cette dernière présente une teinte générale d'un gris perle ; cette teinte n'est pas uniforme, elle est influencée en partie par les rayons que la membrane réfléchit, en partie par les rayons qui la traversent et donnent des reflets de la muqueuse de la caisse. Ces derniers rayons font d'autant plus sentir leur influence que la membrane du tympan est plus amincie ou plus déprimée. Si la caisse ou le conduit auditif sont hypérémiés, la membrane paraîtra plus rosée. La source de lumière exercera aussi son influence ; et plus la lumière sera blanche, plus le tympan paraîtra d'un gris clair.

La couleur du tympan présente de nombreuses variations individuelles : même chez des personnes dont la fonction auditive est normale ; elles s'expliquent par la fréquence des inflammations légères des oreilles dans le jeune âge et qui ont guéri sans altération fonctionnelle, mais en laissant un trouble plus ou moins considérable de la membrane.

Sur le fond gris perle de la membrane où on distingue : à la partie supérieure, un point blanc, nacré, saillant : c'est l'apophyse externe du marteau ; de ce point part une ligne oblique de haut en bas et d'avant en arrière, d'un gris jaunâtre et dépassant un peu le centre de la membrane ; c'est le manche du marteau, souvent entouré d'un lascis vasculaire plus ou moins injecté. L'extrémité inférieure se termine souvent par une tache jaunâtre, plus large, diffuse, qui n'est autre chose que la saillie du promontoire vue par transparence. De l'extrémité inférieure du manche du marteau, s'étale vers la périphérie du quart antéro-inférieur, une surface triangulaire, très-brillante, le *triangle lumineux,* qui présente, même à l'état normal, de grandes variations dans sa forme et dans son étendue. Le point de jonction du sommet du triangle lumineux avec l'extrémité du manche du marteau forme l'*ombilic,* la partie la plus excavée de la membrane du tympan.

Lorsque la membrane a subi des modifications dans sa courbure, lorsqu'elle est plus déprimée en dedans, la saillie formée par l'apophyse externe du marteau sera plus marquée ; le manche aura une disposition plus horizontale et il se formera, de chaque côté, un pli de la membrane ; ces plis sont dirigés horizontalement, l'un en avant, l'autre. en arrière et sont d'autant plus marqués que la membrane est plus déprimée en dedans.

Speculum pneumatique. — Le tympan est doué d'une certaine mobilité dans son ensemble et on peut lui imprimer des mouvements de va-et-vient en provoquant alternativement le vide ou la com-

pression de l'air dans le conduit auditif externe.
On se sert pour cela du speculum pneumatique de
Siègle. C'est un speculum ordinaire dont l'extrémité externe est munie d'une caisse fermée par un
verre. L'extrémité interne est garnie de caoutchouc afin de pouvoir obturer hermétiquement le
conduit auditif ; sur un des côtés de la caisse se
trouve un ajutage auquel on adapte un tube de
caoutchouc dont l'autre extrémité est tenue dans
la bouche de l'observateur. Ce dernier, aspirant et
refoulant alternativement l'air, fait mouvoir la
membrane du tympan, et peut constater si sa mobilité est normale ou altérée. Il faut avoir soin de
chauffer la caisse du speculum pneumatique avant
son introduction, afin d'empêcher la condensation
sur le verre de la vapeur d'eau contenue dans l'air
expiré.

EXPLORATION DU NEZ, DU PHARYNX ET DE LA TROMPE D'EUSTACHE

Rhinoscopie. — La rhinoscopie a pour but l'inspection de la cavité nasale antérieure, *rhinoscopie
antérieure*, l'inspection des ouvertures nasales,
postérieures du pharynx nasal et des ouvertures
pharyngiennes des trompes : *rhinoscopie postérieure*.

Pour la rhinoscopie antérieure, on se sert du
speculum bivalve de Duplay ; chez les enfants, on

peut employer avec avantage un speculum auriculaire. La rhinoscopie antérieure est très facile à pratiquer ; mais en dehors des cas où les cavités nasales sont exceptionnellement larges, on ne peut en voir que la partie antérieure. Dans le but de faire pénétrer les rayons lumineux jusqu'aux fosses nasales postérieures, Zaufal a imaginé des spéculums longs de 11 centimètres ; en adaptant à l'extrémité interne de ces spéculums un petit miroir mobile, on obtient un conchoscope qui réfléchit l'image des parties profondes. Cet appareil, d'un maniement difficile, ne donne pas les résultats que l'auteur en espérait et ne paraît pas s'être répandu dans la pratique.

La rhinoscopie postérieure a été créée par Czermak qui, dans ses recherches laryngoscopiques, eut un jour l'idée de tourner en haut la surface de son miroir et d'examiner la cavité pharyngienne supérieure. Czermak fut suivi dans cette voie par Turck et Semeleder, mais c'est le travail de Voltolini qui montra aux otologistes quel parti ils pouvaient tirer de cette méthode d'examen. La rhinoscopie nécessite l'emploi d'une lumière intense, plus encore que la laryngoscopie. M. Krishaber se sert de la lumière Drummond. Les miroirs employés pour la rhinoscopie doivent être assez petits ; il faut, par conséquent, donner la préférence aux miroirs métalliques, qui, à dimensions égales, présentent une surface de réflexion plus considérable que les miroirs en verre. Préalablement chauffé, le miroir doit être porté sans hésitation jusqu'à la paroi postérieure du pharynx, dont il faut cependant éviter l'attouchement qui chez certains malades peut provoquer des réactions désagréables.

Le malade doit être placé de manière que la hauteur de sa bouche corresponde à celle des yeux de l'observateur. La position à donner à la tête, droite, inclinée en avant ou en arrière, a soulevé bien des discussions desquelles il résulte qu'il n'existe pas de règle fixe : que l'habitude, la partie que l'on veut plus spécialement inspecter, la disposition de l'ouverture pharyngienne, plus ou moins commode pour l'examen, sont les meilleurs guides dans la pratique.

Chez certains malades il est possible d'examiner le pharynx, sans qu'il soit besoin d'abaisser la langue ou de relever la luette. Mais la plupart du temps, il n'en est pas ainsi, surtout quand, au lieu d'un simple examen, on a à pratiquer une opération dans le pharynx.

On a inventé de nombreux instruments, plus ou moins compliqués, isolés ou adaptés au miroir, destinés à remplir ce but. En général, ces instruments créent une difficulté de plus par leur maniement compliqué ; il est préférable d'habituer le malade à déprimer lui-même la langue, chose à laquelle il parvient en général assez facilement.

Quant au relèvement de la luette, je me sers le plus souvent d'une sonde ou d'un stylet recourbé, car l'instrument est d'autant mieux supporté qu'il exerce moins de pression. Quand on débute, il est bon, suivant le conseil de Voltolini, d'introduire dans la trompe une sonde métallique dont l'éclat sert de point de repère et facilite beaucoup l'examen.

MANIÈRE DE CONSTATER LA PERMÉABILITÉ DE LA TROMPE D'EUSTACHE.

Les méthodes qui servent à constater la perméabilité de la trompe présentent un double intérêt : elles constituent un moyen de diagnostic indispensable et un procédé de thérapeutique très fréquemment employé. Il existe quatre procédés principaux pour faire passer un courant d'air par la trompe ; les trois premiers ont pour but de condenser l'air de la caisse, le quatrième de le raréfier.

Procédé de Valsalva.

Procédé de Politzer.

Cathétérisme.

Procédé de Toynbee.

PROCÉDÉ DE VALSALVA. — Il consiste à faire faire au malade une expiration forcée pendant qu'il tient la bouche et le nez fermés ; l'air, comprimé dans le pharynx pénètre par les trompes dans la caisse. Ce procédé présente divers inconvé-

nients : Il n'est pas praticable chez les jeunes enfants ; puis il congestionne la tête et augmente l'hypérémie qui peut exister déjà dans l'oreille, ensuite
l'air pénètre dans les deux oreilles, quand on ne
veut en explorer qu'une seule ; enfin il peut avoir
une influence fâcheuse sur certaines affections des
voies respiratoires telles que l'emphysème. Il doit
être à peu près banni de la pratique.

PROCÉDÉ DE POLITZER. — Ce procédé consiste
également dans la condensation de l'air dans le
pharynx ; mais le mouvement d'expiration forcée
est remplacé, d'une part, par un mouvement de
déglutition qui ferme l'ouverture pharyngienne
inférieure et ouvre la trompe, d'autre part, par
une injection d'air faite dans une des narines. On
se sert d'une poire assez volumineuse, dite poire
de Politzer, munie d'un tube de caoutchouc d'environ 30 centimètres et dont l'extrémité porte un
embout volumineux destiné à obturer l'une des
narines. Cet embout est avantageusement remplacé par un tube dont les parois sont plus épaisses,
de manière à supporter une certaine pression,
comme les fabrique M. Galante. Voici comment
on procède : Le malade prend une gorgée d'eau
qu'il conserve dans la bouche ; le médecin introduit dans l'une des narines le tube, comprime les deux narines et presse la poire en même
temps que le malade, sur son commandement,
avale la gorgée d'eau. Ce procédé est excellent.

On peut lui reprocher, comme au précédent, de permettre l'entrée de l'air simultanément dans les deux
oreilles, avec plus de facilité même du côté sain
que du côté malade, quand de ce côté la trompe
est engorgée. On peut atténuer, jusqu'à un certain point, cet inconvénient en bouchant, avec le
doigt, le conduit auditif du côté malade ou en
faisant incliner la tête de manière que l'oreille
malade soit dirigée en haut, Mais, à côté de cet
inconvénient, le procédé de Politzer présente de si
grands avantages, dans la clientèle infantile surtout, qu'il est entré très rapidement dans la pratique courante. D'abord il ne congestionne pas la tête ;
et n'exerce aucune influence fâcheuse sur les organes respiratoires ; il est ensuite d'une exécution très
facile et peut être mis entre les mains des malades
pour le traitement à domicile ; enfin chez l'enfant, il
dispense, dans le plus grand nombre des cas, du
cathétérisme, difficilement supporté par les petits
malades. Dans la pratique infantile, du moins,
on peut le considérer comme une des plus fé-
condes découvertes de l'otologie moderne. Son
emploi ne nécessite pas forcément un mouvement de déglutition ; le plus souvent la simple
insufflation, les narines et la bouche étant fermées, suffit pour faire pénétrer l'air dans la
caisse, grâce à la largeur du canal tubaire. Il ne
faut pas employer une poire aussi volumineuse
que chez l'adulte, ne pas exercer une pression

aussi forte, afin de ne pas provoquer une trop grande condensation de l'air du pharynx, par suite une tension exagérée de la membrane du tympan et de celles des fenêtres labyrinthiques ; on évitera également ainsi l'introduction de l'air dans l'estomac, ce qui produit une sensation pénible et quelquefois des vomissements.

CATHÉTÉRISME DE LA TROMPE. — Les appareils à employer sont : 1° une sonde ; 2° une poire à insufflation munie d'un embout qui s'engage dans le pavillon de la sonde et la bouche hermétiquement ; 3° une pince qui maintienne la sonde une fois qu'elle est en place.

Les procédés de cathétérisme sont nombreux ; il faut en connaître les principaux, car là où l'un ne réussit pas, un autre peut réussir. L'opération est en général facile et ne demande qu'un peu d'habitude pour être pratiquée habilement et légèrement, sans causer de souffrance au malade. Le meilleur moyen pour l'apprendre, c'est de l'appliquer sur soi-même.

On reconnaît que la sonde est bien placée quand les mouvements de déglutition du malade ne modifient pas sa position. L'œillet qui est adapté au pavillon doit toujours être dirigé directement vers le côté opposé ; chez les enfants, il se dirige un peu en haut. On fixe la sonde à l'aide d'une pince de Bonnafont ou de Delstanche, si l'on ne peut disposer d'une main libre pour la maintenir.

Ces instruments doivent être tenus avec la plus minutieuse propreté : après chaque emploi, ils doivent être plongés dans une solution désinfectante ou dans de l'eau bouillante. Il est encore préférable d'avoir un cathéter pour chaque malade, et de se servir, à cause du prix, d'instruments en caoutchouc durci. Pour se rendre compte de la pénétration de l'air dans l'oreille et des bruits qu'il y détermine, il ne suffit pas de s'en rapporter aux sensations du malade. Il faut pratiquer l'auscultation de l'oreille à l'aide de l'otoscope : cet instrument se compose d'un tube en caoutchouc muni de deux embouts, l'un en ivoire que le médecin introduit dans son oreille, l'autre en corne, qu'il introduit dans l'oreille à explorer.

Quel que soit le procédé employé, on saisit la sonde entre le pouce et l'index, d'une main, le bec dirigé en bas, pendant que l'autre main est appuyée sur le front et que le pouce relève légèrement le lobule du nez, afin de rendre plus visible l'entrée de la narine dans laquelle on fait pénétrer le bec du cathéter ; on relève alors, sans le pousser, le cathéter, de manière à lui donner une position horizontale, et on le pousse jusqu'à ce qu'il ait pénétré dans le pharynx.

Procédé de Boyer. — Quand le bec de la sonde a franchi l'insertion du voile du palais, on sent une sorte de chute, le bec tombe dans le vide du pharynx. On lui fait subir alors un quart de tour, et il pénètre dans la trompe. Ce procédé est rapide et réussit fréquemment quand on en a l'habitude.

Procédé de Kramer. — On pousse la sonde directement jusqu'à la paroi postérieure du pharynx ; puis on la ramène en avant d'un centimètre et demi ; on la tourne d'un quart de cercle en dehors ; la contraction du voile du palais pousse le bec dans la trompe.

Procédé de Lœwemberg. — Comme Kramer, Lœwemberg pousse la sonde directement jusqu'à la paroi postérieure du pharynx et lui fait aussitôt décrire un arc de 90 degrés, mais de manière que le bec soit dirigé vers l'oreille opposée. Il ramène alors l'instrument en avant jusqu'à ce qu'il vienne heurter le bord postérieur de la cloison nasale. Il lui fait ensuite décrire un demi-cercle vers l'oreille malade, et le bec pénètre dans la trompe. Ce procédé est le plus sûr, et doit être employé de préférence par ceux qui ne sont pas familiarisés avec le cathétérisme de la trompe. Chez les enfants, dont le pavillon ne présente aucune saillie, il réussit surtout mieux que tout autre procédé ; mais on doit se rappeler ici que l'ouverture tubaire est placée plus bas et que le bec de la sonde ne doit pas décrire un demi-cercle complet. Il faut aussi éviter de heurter avec quelque violence la paroi postérieure du pharynx, dont la muqueuse, souvent gonflée et ramollie, se déchire facilement, ce qui donne lieu, sous l'influence de la douche, à un *emphysème sous-muqueux* du pharynx. Cet accident peut se produire également quand il existe des ulcérations dans le nez ou dans le pharynx. Le mieux est de renoncer à l'administration de la douche d'air, lorsqu'il existe des ulcérations ou que l'on craint d'en avoir provoqué.

La syncope se produit quelquefois pendant le cathétérisme, même quand il a été habilement exécuté et que le malade n'a éprouvé aucune douleur; elle est due sans doute à une disposition particulière du malade. Urbantschitsch rappelle à ce propos la remarque de Kratschmer que l'irritation de la cavité nasale amène, par action réflexe, l'arrêt du cœur en diastole et la suspension des mouvements respiratoires. Souvent la syncope ne survient qu'à la première séance et ne se renouvelle pas.

Difficultés du cathétérisme. — Le cathétérisme est presque toujours très difficile à appliquer chez les enfants : heureusement qu'avec le procédé de Politzer il est le plus souvent inutile d'y recourir. Dans les cas où il est indispensable, il faut user d'une extrême douceur, amener l'enfant à se laisser faire, par la persuasion, ou en pratiquant, en sa présence, l'opération sur un autre enfant plus docile ou déjà habitué.

Les causes ordinaires de la difficulté du cathétérisme sont : 1° une trop grande étroitesse ou une difformité des fosses nasales ; 2° la présence de tumeurs, de polypes ; 3° une excessive susceptibilité de la muqueuse pituitaire ; 4° un gonflement inflammatoire ou une tumeur siégeant sur la muqueuse pharyngienne. L'examen rhinoscopique rendra compte des causes des difficultés qui se présentent, en même temps qu'il indiquera le moyen de les surmonter. Quand les difficultés sont insurmontables, il faut se contenter de l'emploi du procédé de Politzer ou recourir au cathétérisme par la bouche.

PROCÉDÉ DE TOYNBÉE. — Ce procédé a pour but de raréfier l'air de la caisse. Il consiste à opérer un mouvement de déglutition, la bouche et les narines étant fermées. Une sensation particulière éprouvée dans l'oreille indique que l'air contenu dans la caisse a été aspiré et que le tympan s'est déprimé.

EXPLORATION TACTILE DE L'OREILLE

On emploie l'exploration tactile pour constater l'existence d'un œdème, d'une collection purulente, d'une sensibilité anormale, au pourtour de l'oreille. Dans le conduit même, elle sert à établir la mobilité d'un corps étranger, la présence d'une exostose, d'un séquestre, le lieu d'implantation d'un polype ; à explorer la sensibilité de la membrane du tympan et de la peau du conduit. On doit se servir de préférence d'un stylet en caoutchouc durci. Si l'on emploie un stylet métallique, il faut garnir son extrémité d'une couche de coton fortement tassé.

L'exploration digitale du pharynx est un mode d'investigation précieux, parce qu'elle dispense souvent de pratiquer la rhinoscopie, d'une exécution difficile, absolument impossible même chez l'enfant qui se laisse par contre aisément introduire le doigt dans le pharynx. Voici comment on procède : d'une main on coiffe et on maintient la partie postéro-supérieure de la tête, et, avec l'index de l'autre main, on pénètre dans le pharynx. La présence du doigt provoque un mouvement de contraction du voile du palais qui se relève. On laisse le doigt immobile pendant un instant en attendant que la respiration reprenne son calme, et que le voile du palais s'abaisse. On promène alors le doigt rapidement d'un côté à l'autre, en explorant la paroi postérieure et supérieure du pharynx. On le ramène ensuite dans l'autre sens en longeant les ouvertures nasales postérieures et en glissant légèrement sur la face supérieure du voile du palais. Avec un peu d'exercice, cette exploration se fait très rapidement et donne des renseignements précieux sur l'état des parties explorées. Quand on pratique ce toucher sur un enfant, il est bon de garnir le doigt d'un anneau métallique.

EXPLORATION DE LA CAISSE.

Nous ne possédons aucun moyen direct de nous rendre compte de l'état de la cavité tympanique; nous devons donc recourir à des procédés indirects qui sont : l'inspection de la membrane du tympan, la douche d'air et l'auscultation. Nous avons déjà décrit les procédés employés et il nous reste à décrire les signes que nous fournit l'auscultation de l'oreille.

Auscultation de l'oreille. — Elle se. pratique à l'aide de l'otoscope pendant qu'on injecte de l'air dans la caisse par une des méthodes précédemment décrites.

A l'état normal, on entend alors un bruit de souffle que Deleau a comparé au bruit que produit la pluie tombant sur les feuilles d'un arbre. Quand il existe un rétrécissement de la trompe, ce bruit prend un caractère plus rude qui peut aller jusqu'à la sibilance. S'il existe en même temps des mucosités dans la trompe ou dans la caisse, ce bruit est mélangé de râles plus ou moins fins. Quand les mucosités siègent à l'entrée de la trompe, il se produit des râles très forts, que l'on entend à distance, mais qui disparaissent après un certain nombre d'insufflations, les mucosités se trouvant balayées par le courant d'air.

Lorsque la caisse renferme un liquide, il se produit un bruit de crépitation, rapproché de l'oreille qui ausculte et dont le caractère varie suivant le degré de viscosité de ce liquide.

L'état de la membrane du tympan exerce une certaine influence sur les bruits auriculaires ; quand elle est déprimée et fortement tendue, le bruit de souffle devient beaucoup plus rude ; quand elle est perforée, le bruit du souffle est large, si la perforation est étendue, et fortement sifflant quand elle est étroite ; c'est le bruit de perforation. Quand en même temps, ce qui a lieu généralement, il existe du pus dans la caisse ou sur les bords de la perforation, le bruit est entremêlé d'éclatements de bulles d'air. Ces bruits de perforation que l'on entend aussi sans otoscope sont très rapprochés, et il semble à l'observateur qu'on lui souffle dans l'oreille.

EXPLORATION DE LA FONCTION AUDITIVE.

La physique ne possède pas d'instrument qui permette de mesurer l'intensité des sons, et la physiologie n'en possède pas non plus qui permette de mesurer l'acuité auditive comme on mesure l'acuité visuelle. Bien des efforts ont cependant été tentés dans ce dernier sens, mais ils n'ont pas encore atteint le but d'une manière satisfaisante. On s'en tient donc à des moyens imparfaits, mais suffisants dans la pratique et qui sont : *La voix humaine, la montre et le diapason ;* ce dernier appliqué plus spécialement à l'examen de la transmission des sons par les os du crâne.

Quelle que soit la méthode que l'on emploie, il ne faut jamais se départir, dans l'examen de la fonction auditive, de certaines règles générales.

Le malade ne doit pas voir l'agent sonore ; beaucoup de sourds lisent très bien sur les lèvres de leur interlocuteur et paraissent moins infirmes qu'ils ne le sont en réalité.

L'agent sonore doit être placé d'abord à peu près à la distance de son audibilité normale, et être rapproché peu à peu du malade.

Quand la surdité est unilatérale, l'oreille saine doit être tenue convenablement bouchée ; il en est de même quand la surdité est inégale des deux côtés.

Le malade devra être examiné à diverses reprises et dans des conditions différentes. Chez certains malades la surdité varie sous l'influence de diverses causes, après les repas, un travail intellectuel, un exercice physique, un changement de température.

Examen par la montre. — Quand on dit : Telle personne entend la montre à telle distance, tout le monde comprend ce que cela veut dire, mais le médecin n'a pas, par le fait, une notion suffisante sur l'état de la fonction auditive de son malade. Certains sourds entendent, en effet, relativement beaucoup mieux la montre que la voix, d'autres n'entendent la montre que très rapprochée de l'oreille et ne paraissent point sourds pour la voix. A d'autres, il manque certaines notes dans leur registre, soit dans les tons élevés, soit dans le médium, soit dans les tons graves. D'autres encore, qui auront reçu une éducation musicale, vous diront qu'ils entendent certaines notes d'un demi-ton plus élevé ou plus bas, qu'ils entendent faux. La surdité peut donc s'étendre à tous les sons perceptibles par l'oreille humaine ou bien n'exis-ter que pour les sons musicaux ou une certaine catégorie de sons musicaux, ou bien encore pour les simples bruits. Si la montre suffit dans les cas ordinaires, elle ne donne, dans certains cas, que des renseignements nuls ou erronés.

Examen par la voix. — Au point de vue so-cial, la voix est l'agent sonore qui présente le plus d'importance pour le malade. Malgré ses défauts comme acoumètre, les infinies variations de son intensité, de sa netteté, de son timbre, elle est au point de vue pratique le meilleur moyen de con-trôle de la fonction auditive. Le médecin devra s'efforcer de maintenir toujours sa voix au même diapason pour tous les malades, de se servir de la voix presque basse, telle qu'elle est employée dans la conversation intime, et connaître la distance à laquelle cette voix est nettement perçue à l'état normal. Il faut que les paroles qu'il prononce soient non seulement entendues, mais comprises par le malade qui devra les répéter. Il est loin d'être indifférent que le médecin choisisse au hasard les mots qu'il veut faire entendre au malade. Il existe une très grande différence entre les distances auxquelles sont entendues les voyelles et les consonnes émises par la même voix et avec la même intensité. Ainsi, d'après les tableaux de Wolf, A est entendu à 252 mètres, là où I n'est entendu qu'à 210 mètres, OU à 19^m, 6, SCH à 140 mètres, F à 48 mètres, B, P à 12^m, 16, H aspirée à 8^m, 4. Un malade pourra entendre à 8 ou 10 mètres le mot « chat », et ne plus entendre que de très près de l'oreille le mot « vendre ».

Examen par le diapason. — Le diapason peut servir à constater, comme la parole et la montre, l'audition d'un son par la voie aérienne, mais d'un son déterminé, haut, bas ou moyen. Il est donc nécessaire, pour l'exploration, de posséder divers diapasons accordés à des hauteurs de son différentes ou bien d'avoir un diapason de König, muni d'un étau mobile qui permet de varier à volonté la hauteur du son qu'il émet. Pour mettre le diapason en vibration, on le frappe avec un marteau en caoutchouc ou en bois.

Lorsqu'on veut explorer la transmission des sons par les os du crâne, on applique le pied du diapason préalablement mis en vibration sur différents points des parois crâniennes. Cette méthode a une grande importance pour le diagnostic des affections du labyrinthe ainsi que pour le diagnostic différentiel de ces affections avec celles de l'appareil de transmission.

La perception du diapason, appliqué sur les os du

crâne varie suivant son point d'application et aussi suivant la hauteur du son qu'il émet. Ainsi, dans certains cas, le son sera perçu par l'oreille gauche quand le diapason est appliqué sur la racine du nez et à droite s'il est placé sur le milieu du front ou sur le vertex. En faisant varier la hauteur du son on pourra obtenir des résultats tout différents.

L'examen par le diapason appliqué sur les os du crâne donne des renseignements précis sur l'état d'intégrité fonctionnelle du nerf auditif. En effet, dans la surdité bilatérale, si la lésion occupe le nerf, le diapason ne sera pas mieux entendu quand il est appliqué sur les os du crâne que par l'air. Si la surdité est unilatérale et liée à une lésion de l'appareil de transmission, le diapason sera mieux perçu du côté malade que du côté sain, tandis que si la lésion siège dans le nerf, il ne sera que faiblement ou nullement perçu de ce côté. Il en est de même quand on bouche un des conduits auditifs avec le doigt ou quand il y existe un bouchon cérumineux. L'oreille ainsi bouchée perçoit mieux un diapason placé sur la ligne médiane du crâne que l'oreille intacte. D'après Mach, ce phénomène résulte de ce que les ondes sonores transmises par les os du crâne ne peuvent s'échapper par le conduit auditif bouché ; il est probable qu'une augmentation de résonnance contribue aussi à ce renforcement de perception.

Exploration de la fonction auditive chez les

jeunes enfants. — La constatation d'une surdité prononcée, même chez le jeune enfant, ne présente pas de grandes difficultés, mais il n'en est pas de même de la surdité partielle du degré de laquelle il est assez difficile de se rendre compte même d'une manière approximative.

Le médecin peut être consulté pour savoir si un jeune enfant est sourd et, par suite, menacé de mutité. Il est rare que cet avis lui soit demandé avant que l'enfant ait atteint l'âge d'un an à dix-huit mois, âge auquel il commence à parler, et où l'absence de la parole, jointe à d'autres remarques, éveille les appréhensions des parents. Quand la surdité est complète, sa constatation est facile, si l'on prend certaines précautions. Il ne suffit pas, en effet, que l'enfant tressaille ou tourne la tête sous l'influence de certains bruits pour admettre qu'il n'est pas absolument sourd. Ce tressaillement peut aussi bien être provoqué par une sensation tactile que par une sensation auditive et on sait que, dans nos institutions, les sourds-muets sont réveillés au son du tambour. Il faut donc que le son à l'aide duquel on veut constater si l'enfant entend ne produise pas un trop violent ébranlement de l'air, une trépidation du plancher de l'appartement, du meuble sur lequel l'enfant est assis ou appuyé. On se servira de clochettes que l'on agitera subitement derrière l'enfant en dehors de la portée de sa vue ; on laissera tomber à terre une cuillère, une pièce de monnaie. Si l'enfant ne se retourne pas, il est certain qu'il est complètement sourd.

Si la surdité est incomplète, le problème devient plus complexe; il y a à résoudre une question grave; à savoir si l'enfant doit être sourd-muet, ou s'il est possible de lui donner l'éducation par la parole. La solution de cette question nécessite des examens répétés. Il faut se rappeler que l'attention de l'enfant se fatigue vite. On devra d'abord établir à quelle distance il perçoit les voyelles les plus sonores, puis les autres, enfin les consonnes. On choisira les mots les mieux perceptibles avant de passer à d'autres. Si l'enfant peut entendre les mots les moins sonores, criés très près de l'oreille, ou même à l'aide d'un cornet acoustique, il sera possible d'entreprendre avec succès son éducation par la parole.

CHAPITRE IV

Thérapeutique générale.

Émissions sanguines locales. — Les émissions sanguines locales sont souvent indiquées dans les inflammations aiguës de l'oreille. Convenablement faites et proportionnées à l'intensité de la phlegmasie et aux forces du malade, elles calment les douleurs, abrègent la durée de la maladie et évitent souvent des conséquences très graves. Si dans quelques cas on n'en obtient pas les effets désirés, c'est que la déplétion sanguine aura été insuffisante ou qu'on y aura recouru trop tard.

Les déplétions sanguines locales se font à l'aide de sangsues, de ventouses, de scarifications.

Les *sangsues* sont le plus habituellement employées ; afin de se rapprocher le plus possible du réseau vasculaire des parties dont on veut opérer le dégorgement, elles devront être appliquées en avant du tragus, ou sur le méat, dans les inflammations du conduit auditif externe et de la membrane du tympan, et sur l'apophyse mastoïde, dans les inflammations de la caisse. Le conduit auditif devra être préalablement bouché avec du coton ; les piqûres seront couvertes d'une couche de collodion ou de taffetas gommé, surtout quand il existe de la suppuration.

Dans les inflammations de la caisse, la déplétion sanguine doit être plus énergique, et le nombre des sangsues doit être proportionnellement plus élevé, à cause de la distance relativement considérable à laquelle elles sont appliquées.

On ne peut attendre aucun effet de l'application des *ventouses* ordinaires au pourtour de l'oreille ; cet effet sera toujours insuffisant. Il n'en est pas de même de la *sangsue-ventouse* de Heurteloup, déjà recommandée par Triquet, et qui, dans certains cas, rend les meilleurs services. Réservant les sangsues pour les cas franchement aigus, nous donnons la préférence à la sangsue artificielle dans les affections subaiguës, ou dans les exacerbations des affections chroniques. Dans ces cas, l'action de cet appareil, à la fois révulsive et déplétive, est plus efficace qu'une application de sangsues, tout en produisant une moindre perte de sang. Cette application doit toujours être suivie d'un jour de repos au lit.

Les *scarifications* du conduit auditif enflammé et tuméfié demandent à être faites avec une certaine énergie et doivent comprendre toute l'épaisseur des parties molles jusqu'à l'os. Elles sont suivies d'une détente immédiate dans les douleurs ; elles arrêtent le plus souvent l'inflammation et empêchent la suppuration, mais elles sont très douloureuses ; elles devront toujours être suivies d'instillations d'eau tiède.

Les scarifications de la membrane du tympan doivent être au contraire légères et superficielles ; elles ne doivent point dépasser la couche dermique de la membrane, la plus riche en vaisseaux.

Nettoyage du conduit. — On peut nettoyer le conduit à l'aide de bourdonnets de charpie ou de coton portés à l'extrémité d'un stylet ou entre les mors d'une pince coudée ; ce moyen, qui dans certains cas, est préférable aux injections, ne doit être pratiqué que par une main exercée.

Les *injections* trouvent un emploi fréquent et en quelque sorte banal dans la thérapeutique auriculaire : on pourrait même dire qu'on en abuse un peu. Elles doivent être faites avec méthode. Le pavillon de l'oreille doit être tiré en haut et en arrière chez l'adulte, et directement en dehors chez l'enfant, afin de redresser la courbure ou l'affaissement du conduit, de permettre au liquide de pénétrer jusqu'à la membrane du tympan, et enfin de donner une issue plus facile aux matières étrangères dont on veut le débarrasser. Le liquide sera toujours employé tiède : la seringue devra être assez volumineuse et contenir de 50 à 80 grammes ; le jet ne devra pas être dirigé directement contre la membrane du tympan, mais contre la paroi supérieure du conduit auditif ; une gouttière auriculaire protégera les vêtements du malade et permettra l'écoulement, dans un vase tenu au-dessous de l'oreille, du liquide qui reflue par le conduit auditif.

L'injection devra toujours être faite avec une grande douceur, la première fois au moins, afin d'éviter au malade des phénomènes réflexes très désagréables, tels que des vertiges et même la syncope. Il faut surtout agir avec prudence quand la membrane du tympan est perforée.

Le liquide généralement employé est l'eau tiède ; elle a l'inconvénient de gonfler par imbibition les parties molles du conduit et de la caisse quand elles sont déjà engorgées ; pour éviter cet inconvénient, il est bon d'y faire dissoudre un peu de carbonate de soude.

Instillations. — Les instillations simples ou médicamenteuses trouvent également des indications très fréquentes ; on les fait avec une petite seringue, une cuillère, un compte-gouttes, le malade ayant la tête inclinée du côté opposé. Elles doivent toujours être employées tièdes et durer de 3 à 10 minutes. Les instillations d'eau pure agissent comme calmant, ou sont employées dans le but de ramollir un corps étranger, tel

qu'un bouchon cérumineux, des croûtes, du pus
desséché.

Les instillations *médicamenteuses* doivent être
précédées d'une ou de plusieurs injections détersives dans le conduit.

Lorsqu'il existe une perforation du tympan, il
peut y avoir avantage ou inconvénient à faire pénétrer le liquide instillé jusque dans la caisse. Dans
le premier cas, on favorise cette pénétration en faisant faire au malade un mouvement de déglutition
ou d'inspiration, pendant qu'il tient le nez et la
bouche fermés, ou en exerçant une pression sur le
conduit à l'aide du doigt. Dans le second cas, il
vaut mieux renoncer aux instillations et se contenter d'un simple badigeonnage au pinceau. En tout
cas, il faut se rappeler que quand le liquide instillé
doit agir sur la muqueuse de la caisse, sa dose doit
être de moitié plus faible que pour le conduit auditif.

On emploie des instillations médicamenteuses
calmantes, narcotiques ou *astringentes*. Les solutions narcotiques doivent être employées avec
une certaine réserve, surtout chez les enfants, par
crainte des accidents qui peuvent en être la conséquence. On emploie généralement une forte décoction de têtes de pavots, une solution de sulfate ou
de chlorhydrate de morphine, de sulfate d'atro-
pine, à la dose de 5 centigrammes pour 30 grammes. Ces solutions ne devront séjourner que trois
à quatre minutes dans l'oreille

Tous les astringents ont été employés en instillations dans l'oreille. Règle générale : il ne faut pas donner la préférence à ceux qui laissent dans le conduit des dépôts pulvérulents, tels que le sous-acétate de pomb ; à ceux qui colorent trop fortement les parties, comme le nitrate d'argent. On devra toujours débuter par des solutions faibles dont on élèvera progressivement la dose ; varier fréquemment la nature des médicaments et augmenter leur efficacité en les associant par deux ou par trois.

Les astringents les plus employés sont : le sulfate de zinc, le sulfate de cuivre, le sous-acétate de plomb, le tanin, à la dose de 0,2 à 1 0/0 ; le sulfate d'alumine 2 à 6 p. 0/0 ; l'hydrate de chloral 2 à 5 0/0 ; l'acide borique 4 à 10 0/0 ; les solutions d'iode iodurées, dans l'eau ou dans la glycérine, de 0,1 à 3 0/0. Il faut éviter en général les irritants comme le nitrate d'argent, le sublimé, le sesquichlorure de fer ; quand on veut employer ces derniers médicaments ou tout autre caustique, il vaut mieux porter la solution à l'aide d'un pinceau sur la partie malade, de façon à en limiter l'action.

Insufflations. — Les insufflations de poudres doivent se faire à l'aide d'un insufflateur à poire. Il ne faut jamais se servir de la bouche, afin d'éviter la projection de la poudre dans les yeux. Les poudres les plus employées sont : le sulfate d'alumine, dont l'usage prolongé favorise, d'après

Trœltsch, l'éclosion de furoncles ; l'acétate de plomb, 1 partie pour 3 à 5 parties de sucre ; le tanin ; le calomel ; l'iodoforme ; l'acide borique, très vanté dans ces derniers temps, et cela avec juste raison ; il agit à la fois comme astringent et comme désinfectant ; il peut être employé, même quand la suppuration est abondante, cas dans lesquels les poudres, en général, ont l'inconvénient de former avec le pus un magma qui adhère aux parois sous forme de croûtes dures et irritantes.

Médication sèche. — Il est certain que l'abus des injections et des instillations a quelquefois pour effet d'entretenir indéfiniment des suppurations des oreilles, en favorisant le gonflement et le ramollissement des parties molles. Dans ces cas on peut employer le pansement à sec qui consiste à remplir le conduit auditif avec du coton, salycilé ou borique et que l'on change toutes les 24 heures.

CHALEUR ET FROID.

Fumigations. — On emploie des fumigations générales, émollientes ou aromatiques, autour du lit du malade et des fumigations locales. Ces dernières ont une certaine efficacité dans les affections aiguës et douloureuses de l'oreille, lorsqu'on n'a pas à redouter la perforation de la membrane du tympan. Les précautions à prendre consistent à surveiller leur température afin d'éviter des brûlures du conduit auditif, et à boucher, après la fumigation, le conduit avec du coton.

L'application de la chaleur à l'oreille sous forme de sachets, de cataplasmes, de bains d'huile ou d'eau tiède est très usitée. Les applications chaudes sont calmantes au premier chef et ne doivent pas être bannies de la thérapeutique auriculaire comme le demandent la plupart des auristes allemands ; mais leur emploi doit être convenablement réglé. Leur abus, aussi bien que celui des fumigations, des injections et des instillations, favorise, dans certains cas, le ramollissement et la rupture de la membrane du tympan ; mais leur emploi modéré, intermittent et pas trop prolongé, ne présente pas cet inconvénient.

Les *applications froides*, à titre d'antiphlogistique, sont d'un usage banal en chirurgie ; en médecine elles sont surtout employées sur la tête, et cependant leur emploi, dans les maladies des oreilles, est encore jusqu'à un certain point redouté, aussi bien de la part du médecin que du malade.

Le froid, appliqué méthodiquement, donne d'excellents résultats au début des inflammations de l'oreille, mais au début seulement. On l'applique au moyen de compresses froides que l'on place, l'une en avant, l'autre en arrière de l'oreille, après avoir préalablement bouché avec du coton le conduit auditif. Les compresses seront assez grandes pour couvrir toute la moitié correspondante de la tête, mais elles ne doivent pas couvrir le pavillon qui se congèle facilement.

Révulsifs. — Les révulsifs trouvent leur indication dans les exacerbations si fréquentes des inflammations chroniques, quand surtout l'état général ne permet pas de recourir à une émission sanguine. La proscription dont certains médecins auristes ont frappé les révulsifs nous paraît trop absolue.

Caustiques et irritants. — On a beaucoup abusé et on abuse encore des instillations irritantes dans l'oreille, qu'il s'agisse de calmer des douleurs névralgiques ou de provoquer un soi-disant réveil du nerf acoustique. Ces agents irritants, introduits aveuglément dans le conduit, peuvent provoquer de violentes otites ; il faut donc les proscrire d'une manière absolue, dans ces cas.

Les irritants trouvent cependant des indications assez fréquentes dans le traitement des affections auriculaires ; mais leur action doit toujours être limitée au point malade et ne pas s'étendre à toute la paroi du conduit. Dans ce but, il faut se servir d'un pinceau ou d'un stylet, trempé dans la solution caustique et que l'on porte sur le point précis que l'on veut atteindre.

Les caustiques les plus habituellement employés sont :

Le nitrate d'argent, depuis la dose de 1 gramme pour 30 grammes, jusqu'à la dose de 100/100. L'acide phénique, au 10⁰ très irritant, l'acide chromique 1 à 4 grammes pour 30 grammes d'eau distillée, la potasse caustique.

DEUXIÈME PARTIE

CHAPITRE V

Maladies du pavillon

ANOMALIES ET VICES DE CONFORMATION.

La forme et les dimensions du pavillon, l'angle sous lequel il s'insère au crâne, présentent de nombreuses variétés individuelles sans paraître exercer la moindre influence sur l'acuité de l'audition.

Il n'en est plus de même des anomalies congénitales, par excès ou par défaut, qui résultent d'un trouble ou d'un arrêt du développement embryonnaire. De nombreuses observations démontrent qu'en règle générale, les anomalies de cette nature sont accompagnées d'arrêts de développement dans les parties profondes et plus importantes de l'oreille et même dans la face, le palais, les os maxillaires, parties qui toutes se développent aux dépens de la première branchie.

L'anomalie n'atteint généralement qu'un côté, et d'après les observations publiées, le plus souvent le côté droit. Néanmoins il arrive que lors même que l'anomalie est unilatérale pour les parties visibles de l'oreille, elle peut être bilatérale pour les parties profondes.

Le plus souvent la surdité est complète ; d'autres fois, les enfants entendent plus ou moins et quelquefois même présentent une audition voisine de la normale.

Lorsque le médecin est consulté pour un enfant atteint d'un vice de conformation extérieur de l'oreille, il devra se rappeler de toutes ces circonstances et ne se prononcer qu'avec une grande circonspection relativement à l'état de la fonction auditive.

Au point de vue thérapeutique, il n'y a en général rien à faire, au moins avant que l'enfant ait atteint l'âge où l'on peut s'assurer qu'il entend plus ou moins. Dans ces cas, il sera permis d'intervenir, pour dilater un rétrécissement du conduit, ou pour détruire une obturation membraneuse, mais on devra se montrer très reservé quant au résultat que pourront produire ces tentatives.

LÉSIONS TRAUMATIQUES DU PAVILLON

Les *contusions* du pavillon sont très fréquentes; la situation superficielle de cet appendice, contre

un plan très résistant formé par les os du crâne,
l'exposent à de nombreux traumatismes.

Les violences exercées sur le pavillon donnent
encore lieu soit à de simples *ecchymoses,* soit à des
fractures du cartilage également compliquées d'é-
panchement de sang et de décollement de la peau,
soit à des *plaies* intéressant la peau ou bien la peau
et le cartilage.

Les fractures se produisent quelquefois très
facilement, lorsque par suite d'une altération pathologique encore mal définie, ou par suite des progrès de l'âge, le cartilage est devenu plus fra-
gile.

Les contusions simples du pavillon guérissent
généralement sans accidents inflammatoires et ne
nécessitent d'autre traitement que l'emploi des
résolutifs ordinaires.

Quand il existe une fracture, le pavillon doit
être immobilisé contre les parois crâniennes à
l'aide d'une bande.

Les plaies intéressant le cartilage ou seulement
la peau doivent être réunies par des points de
suture.

La guérison, dans les deux cas, s'obtient généralement par première intention.

Lorsque le pavillon subit des pressions, des tiraillements habituels, comme chez les athlètes, les
lutteurs, il devient le siège d'une altération caractéristique qui consiste en une hypertrophie consi-

dérable du tissu cellulaire et de la peau qui devient
rouge, boursouflée et qui donne à l'oreille ce cachet spécial que l'on retrouve sur les statues des
lutteurs anciens (Hercule, Castor et Pollux). Il est
probable que le cartilage participe à cette altération
et dans ces conditions un traumatisme léger peut
donner lieu à des tumeurs sanguines connues sous
le nom d'*hématomes*.

HÉMATOME DU PAVILLON

L'hématome est une tumeur liquide constituée
par un épanchement de sang entre le périchondre
et le cartilage du pavillon. Il est beaucoup plus
fréquent chez l'homme que chez la femme, du coté
gauche que du coté droit.

L'hématôme est dit *traumatique* quand il résulte
d'une violence évidente, et *spontané* quand cette
violence n'existe pas ou qu'elle eût été insuffisante à le produire chez un sujet parfaitement
sain.

Cette affection est très fréquente chez les aliénés, surtout chez les déments paralytiques et les
maniaques ; elle s'observe aussi souvent chez les
lutteurs à la suite des altérations dont nous avons
parlé plus haut. Si d'une manière générale il faut
admettre que l'hématome résulte d'une violence
extérieure, il est des cas cependant où l'existence
de cette violence ne saurait être admise. Dans

ces cas il faut bien accepter l'idée d'une prédisposition particulière. Wirchow et Mayer les expliquent par une altération du cartilage consistant en un ramollissement partiel, une dégénérescence enchondromateuse avec état athéromateux des artères du pavillon. Cette altération du cartilage s'explique facilement chez les lutteurs ; chez les aliénés, elle peut, suivant M. Duplay, dépendre de la lésion cérébrale. M. Brown-Sequard a d'ailleurs observé que les cobayes, atteints de lésions des corps restiformes, sont fréquemment atteints d'hémorrhagies de la peau du pavillon.

Cette altération du cartilage devra donc être admise dans tous les cas où il n'existe pas de violence manifeste comme cause de l'hématôme.

Symptômes, marche, durée. — L'hématôme dit spontané, siège toujours exclusivement sur la face antérieure du pavillon et le plus souvent à la partie supérieure de la fossette triangulaire. On voit une tumeur tendue, fluctuante à son centre seulement, d'un rouge plus ou moins livide ; dans l'hématome traumatique, la douleur, la tension, la sensation de chaleur sont bien plus prononcées que dans l'hématome dit spontané. La résolution se fait aussi plus rapidement.

La marche de l'hématome est très variable, selon

que la quantité de sang épanché est plus ou moins considérable, et que les tissus sont plus ou moins altérés. Souvent la régression subit des moments d'arrêt ; toujours elle laisse après elle des traces qui donnent lieu à des difformités plus ou moins apparentes. Sa durée peut être de quelques semaines à quelques mois.

Traitement. — Les chirurgiens diffèrent sur le mode de traitement, les uns préférant une large incision avec évacuation du caillot sanguin, les autres de simples ponction ou de petits sétons. Tous ces modes de traitement peuvent trouver leur application suivant les cas. Si la tumeur est très développée, purement traumatique, si les tissus sont sains, l'incision est indiquée. Elle abrège notablement la durée de la maladie, favorise la réunion des parties et atténue les chances de difformité. Dans les cas légers et dans l'hématôme spontané, une simple ponction peut être préférable. Le défaut de vitalité des tissus, dans le dernier cas, devra toujours inspirer une certaine réserve sur les suites d'une intervention chirurgicale trop active.

TUMEURS DU PAVILLON.

On observe quelquefois des tumeurs fibreuses du pavillon ; plus fréquemment des tumeurs vasculaires, artérielles ou veineuses, le cancer épithélial, le sarcome.

Fibrômes.—Le fibrôme du lobule se montre assez fréquemment, chez les nègres des Antilles et chez les négresses qui portent des pendants d'oreilles très lourds. En général, le volume de ces tumeurs ne dépasse pas celui d'une noisette, mais elles peuvent atteindre la grosseur d'un œuf de poule. Elles prennent le plus souvent naissance à l'ouverture faite pour le passage des boucles d'oreilles, et la face postérieure du lobule est plus fréquemment atteinte que la face antérieure.

Ces tumeurs sont souvent multiples et leur évolution est très lente.

Dépôts calcaires.—Garrod a signalé des dépôs d'acide urique qui se forment dans le pavillon de l'oreille chez les goutteux.

Disséminés et indolents, ces nodules deviennent quelquefois le siège d'une certaine irritation au moment des accès de goutte.

ECZÉMA DU PAVILLON.

L'oreille externe est très fréquemment atteinte par l'eczéma ; toutefois cette maladie s'y développe rarement d'une manière primitive, mais résulte le plus souvent de l'extension d'un eczéma de la face ou du cuir chevelu.

L'eczéma de l'oreille est beaucoup plus fréquent

chez la femme que chez l'homme surtout aux âges de la puberté et de la ménopause, mais il est surtout très fréquent chez les enfants. Il se montre de préférence chez les individus faibles, atteints par la scrofule, le rachitisme, la chlorose, les hémorroïdes ; mais on l'observe cependant aussi chez des individus sains et vigoureux.

A l'oreille comme partout ailleurs, l'eczéma se présente avec ses deux formes, aiguë et chronique. Dans sa forme aiguë, il se caractérise, par de la rougeur et du gonflement de la peau, par des vésicules serrées les unes contre les autres et laissant échapper, par leur rupture, une sérosité qui se dessèche sous forme de croûtes jaunâtres. Le malade éprouve une sensation douloureuse de chaleur, de cuisson intense ; lorsque l'éruption s'étend au conduit et à la membrane du tympan, l'hypérémie des parties profondes de l'oreille se traduit par des bourdonnements et par une surdité plus ou moins prononcée, dépendant en partie du dégré d'obstruction du conduit.

L'eczéma aigu disparaît quelquefois au bout de quelques jours; d'autrefois il se prolonge et passe à l'état chronique. Les récidives sont très fréquentes.

Traitement. — Il est le même que celui de l'eczéma en général ; il faut combattre l'état constitutionnel qui peut en être la cause prédisposante, en même temps que l'on emploiera le traitement local. Ce dernier consistera en lotions émollientes destinées à faire tomber les croûtes et à calmer l'inflammation ; après les lotions on saupoudrera les parties avec de la poudre d'amidon, d'oxyde blanc de zinc et on les recouvrira d'une toile imperméable.

Dans la forme chronique, ces moyens sont insuffisants ; il faut recourir à des pommades au sulfate de zinc, au nitrate d'argent pour la préparation desquelles la vaseline devra être préférée à l'axonge.

CHAPITRE VI

Maladies du conduit auditif externe

OTITE EXTERNE CIRCONSCRITE OU FURONCULEUSE.

Étiologie. — Le furoncle du conduit auditif, de même que le furoncle en général, est beaucoup plus fréquent chez l'adulte que chez l'enfant. Il existe, pour cette maladie, des prédispositions diathésiques telles que l'herpétisme, les hémorroïdes, les troubles digestifs. Certaines personnes sont affectées annuellement, aux mêmes époques, de furoncules de l'oreille ou d'autres régions. La richesse en glandes sébacées du conduit en fait déjà un lieu d'élection pour cette maladie. En dehors de ces causes diathésiques, il y a des causes prédisposantes locales ou accidentelles telles que le déclin d'une inflammation diffuse, l'existence d'un eczéma chronique, l'abus de certains médicaments (alun, d'après Troeltsch), l'action du pus l'hypérémie qui existe pendant la période de desquamation d'une fièvre éruptive. Parmi les causes occasionnelles, il faut citer en première ligne l'action d'un courant d'air vif sur l'oreille ; l'abus des injections liquides, surtout quand elles sont faites à une température trop basse, les irritations mécaniques de toute nature.

Enfin, d'après les travaux récents de Pasteur, Trastour et Lœvemberg, la furonculose serait une maladie parasitaire, infectieuse et contagieuse. Cette cause expliquerait les allures épidémiques qu'elle prend quelquefois.

Symptômes subjectifs. — Douleur dans le conduit, exaspérée par les mouvements de succion, de mastication et de déglutition et par les attouchements du pavillon. Chez le jeune enfant dont le conduit auditif, encore membraneux, se prête mieux au gonflement inflammatoire, les douleurs sont moins violentes qu'à un âge plus avancé.

Le furoncle est d'autant plus douloureux qu'il siège plus profondément dans le conduit dont les parties internes sont beaucoup plus sensibles que les parties externes. La peau y est si intimement adhérente à l'os que le développement du furoncle y trouve une grande résistance.

La douleur est quelquefois assez légère pour que la maladie passe en quelque sorte inaperçue, jusqu'au moment où survient un écoulement. Dans d'autres cas, elle est très violente et alors elle s'étend à tout le côté de la tête et aux dents. Le malade ne peut dormir : s'il est jeune, il tourne constamment sa tête sur l'oreiller, s'agite et pleure ; il ne peut téter : après avoir saisi le sein avec avidité, il se rejette vivement en arrière en criant, tant les mouvements de succion augmentent sa souffrance ; comme pour la fièvre, il y a des exacerbations nocturnes des douleurs.

Il existe donc le plus souvent un mouvement fébrile plus ou moins accusé qui présente des exacerbations nocturnes pendant lesquelles il survient, chez le jeune enfant surtout, du délire, des nausées et des vomisséments. Ces symptômes peuvent en imposer et faire craindre une méningite.

La douleur, la fièvre et les divers symptômes inquiétants dont nous venons de parler, cèdent généralement dès que la suppuration s'établit. Cette rémission peut être suivie d'une nouvelle recrudescence dans les symptômes, due au développement d'un second furoncle dans le voisinage du premier.

La surdité est plus ou moins prononcée, selon le degré de gonflement et d'obstruction du conduit ; quelquefois elle est déjà prononcée dès le début de la maladie, quand cette obstruction n'existe pas encore. On ne peut alors l'expliquer que par la complication d'un état hypérémique du labyrinthe ou du cerveau. Il en est de même des bourdonnements et des vertiges qui l'accompagnent quelquefois.

Symptômes objectifs. — Au début on ne verra dans le conduit, qu'une ou plusieurs places plus rouges, légèrement proéminentes et dont l'épiderme paraît épaissi. A mesure que la maladie progresse, le gonflement devient plus prononcé en même temps que les contours de la petite tumeur se détachent plus nettement. Le diagnostic est alors très facile ; mais il arrive aussi, surtout quand il y a développement simultané de plusieurs furoncles, que toute la peau du conduit prend plus ou moins de part à l'inflammation et il devient difficile de distinguer si on a affaire à une otite folliculaire ou à une otite diffuse. En général, cependant, il n'existe qu'une seule petite tumeur circonscrite, laquelle, après un laps de temps variant de deux à six jours finit par s'ouvrir et laisse échapper une goutte de pus.

Chez l'enfant, les ganglions de la région parotidienne et rétro-maxillaire sont généralement engorgés et tout le pourtour de l'oreille se trouve plus ou moins œdématié et sensible à la pression.

La durée est généralement de huit à quinze jours ; mais comme il se produit souvent de nouvelles éclosions furonculeuses, la maladie peut se prolonger pendant de longs mois.

Le pronostic n'est généralement pas grave. Il faut cependant tenir compte de la prolongation possible d'une affection très douloureuse qui enlève tout repos aux malades et peut les affaiblir d'une manière considérable. Chez les jeunes enfants débiles ou scrofuleux, il peut survenir des complications graves, telles que polypes, caries des os, suppuration prolongée.

Traitement. — Au début, le traitement consistera en instillations calmantes d'eau tiède, de décoction de têtes de pavots, et en applications de cataplasmes sur l'oreille. Quand les douleurs sont violentes, quand il survient des accidents dénotant une hypérémie cérébrale, on appliquera quelques sangsues et on administrera un purgatif. Ces moyens seront utiles, mais n'abrègeront pas la durée de la maladie. Quand celle-ci présente une certaine intensité, il n'est pas bon de laisser le malade sous le coup des accidents possibles et il faut recourir à des moyens abortifs.

Le meilleur de tous est l'incision énergique de la petite tumeur. Cette incision se pratique avec un petit bistouri légèrement convexe ; elle doit aller en profondeur jusqu'à l'os et dépasser, des deux côtés, la limite de la petite tumeur.

Après l'incision, il faut aider à l'évacuation du pus avec une petite curette. A quelque période de la maladie qu'elle soit faite, l'incision est utile ; elle amène une détente immédiate dans les douleurs, une déplétion sanguine résolutive qu'il faut aider par de fréquentes instillations d'eau tiède. Faite au début, elle évite la suppuration et la prolongation de la maladie ; elle constitue aussi le meilleur moyen d'empêcher les récidives.

Cette incision est douloureuse et n'est pas toujours acceptée par les malades et surtout par les enfants. Quand il y a indication formelle, en présence d'accidents graves, il ne faut pas hésiter à recourir au chloroforme. Dans des cas moins intenses, on peut essayer d'autres moyens abortifs qui ont été préconisés. Weber Liel recommande l'alcool absolu, instillé à froid plusieurs fois par jour et laissé cinq minutes dans le conduit. L'onguent mercuriel a été également vanté comme abortif et peut être essayé.

Souvent le malade ne se présente au médecin que quand la suppuration est déjà établie et que les symptômes douloureux ont à peu près complètement disparu. A cette période, le traitement doit avoir pour but de tarir l'écoulement. On emploiera des instillations de solutions astringentes, très faibles d'abord et dont on augmentera graduellement la dose à mesure que l'on se trouvera plus éloigné du début de la maladie. Certaines solutions doivent être rejetées à cause des dépôts pulvérulents qu'elles laissent dans le conduit : tel est l'acétate de plomb. On changera assez fréquemment la nature du médicament, sulfate de zinc, tannin, perchlorure de fer, etc.

Un traitement antiseptique est souvent utile, surtout quand l'écoulement est fétide. On emploiera des solutions de chloral, d'acide salycilique, d'acide borique, de résorcine, préférablement à l'acide phénique qui est plus irritant.

L'abus des injections est souvent plus nuisible qu'utile et prolonge la durée de l'écoulement. Il vaut mieux alors faire le nettoyage du conduit à l'aide de bourdonnets de charpie ; mais ce moyen ne doit pas être abandonné à des mains inexpérimentées.

La surdité peut persister assez longtemps après que tout écoulement a cessé de se montrer. Elle est due généralement à une obstruction par le cérumen dont la sécrétion se trouve augmentée en même temps que la desquamation épidermique. Il est bon de prévenir les malades de cette éventualité et de visiter l'oreille au bout d'un certain temps.

OTITE EXTERNE DIFFUSE AIGUE

L'otite diffuse diffère de l'otite circonscrite en ce que l'inflammation s'étend à toute la surface du conduit auditif, et le plus souvent à la membrane du tympan. Elle comprend différents degrés : l'inflammation peut se borner à une simple hypérémie de la peau du conduit avec exagération de la prolifération épidermique et exsudation séro-purulente de la couche superficielle; elle peut atteindre toute l'épaisseur du derme, y compris le périoste, qui ne saurait en être isolé, pas plus au point de vue clinique qu'au point de vue anatomique.

Dans ce cas, il peut se former de petits abcès sous-périostés (otite phlegmoneuse) abcès qui sont souvent le point de départ d'une carie de l'os. Le derme et le périoste sont si intimement liés par leur contexture, par la communauté de leur nutrition vasculaire, que l'inflammation ne peut atteindre l'un sans envahir en même temps l'autre, quel que soit son point de départ dans l'une ou dans l'autre couche ; il est cependant impossible de distinguer à l'otite deux formes cliniques à n'importe quelle période de la maladie.

Causes. — L'étiologie de l'otite diffuse aiguë est des plus variées. Les mêmes causes locales qui donnent lieu à l'otite circonscrite peuvent aussi bien déterminer une otite diffuse ; il est inutile de les rappeler.

Mais, contrairement à ce qui se passe pour l'otite circonscrite, les causes générales exercent dans la production de l'otite diffuse, des enfants surtout, une influence bien marquée. Nous voyons d'abord la prédisposition générale de l'enfant aux suppurations, la fréquence des maladies éruptives qui s'accompagnent souvent d'otite externe et moyenne : fièvre typhoïde, scarlatine, variole, rougeole , les affections cutanées qui se propagent au conduit auditif : eczéma, impétigo, érysipèle, éruptions scrofuleuses ; la dentition, surtout chez les enfants débiles, qui peuvent être affectés d'une otite externe à chaque poussée dentaire ; enfin le froid, humide surtout, est une cause très active de cette maladie.

Il est particulièrement, pernicieux quand il agit sous forme de courant d'air et frappe directement l'oreille, quand de l'eau froide pénètre dans le conduit pendant les bains, les soins de toilette ou par suite d'applications froides sur la tête. L'otite externe est donc extrêmement fréquente. Les formes les plus intenses son provoquées par les lésions traumatiques qui résultent le plus souvent de manœuvres violentes exercées dans le but d'extraire un corps étranger du conduit.

Symptômes. — Les symptômes varient avec l'intensité de la maladie et dépendent en partie de son extension à la membrane du tympan.

Les *symptômes subjectifs* sont constitués par la douleur, la fièvre, la surdité et des phénomènes cérébraux variables.

La douleur est en rapport avec le degré de l'inflammation ; elle peut être très faible ; la maladie alors ne se manifeste par aucun symptôme bruyant et passe inaperçue jusqu'au moment où apparaît l'écoulement. Le malade n'éprouve qu'un prurit qui lui fait porter fréquemment la main à l'oreille. Dans les cas intenses, au contraire, la douleur est extrêmement violente, avec des exaspérations nocturnes, ou provoquées par les attouchements du pavillon, par les mouvements de succion, de mastication ou de déglutition. Cette extrême violence des douleurs, qu'il se déclare en général subitement, dénote le plus souvent que la membrane du tympan a été envahie par l'inflammation.

La fièvre ne manque que dans les cas très légers ; le plus souvent elle est continue, mais beaucoup plus intense pendant la nuit que pendant le jour. *Les phénomènes réflexes* se présentent également avec plus d'intensité que dans l'otite circonscrite et c'est à l'inflammation du tympan qu'il faut attribuer leur acuité. Ils consistent en délire, convulsions, état semi-comateux, nausées, vomissements qui peuvent vivement inquiéter le médecin.

La surdité est naturellement aussi très variable. Elle dépend du degré de gonflement et d'obstruction du conduit, mais surtout de l'état du tympan, et de l'hypérémie des parties plus profondes.

Tous ces symptômes subjectifs se présentent avec des remittences, suivies d'exacerbations qui sont bien plus violentes la nuit, pendant laquelle, comme la fièvre, ils font rarement défaut.

La suppuration s'établit généralement au bout de deux ou trois jours, amenant avec elle une détente plus ou moins considérable, quelquefois aussi sans amendement dans les douleurs, ce que l'état du tympan peut seul expliquer.

Symptômes objectifs. — L'examen du conduit auditif enflammé n'est pas toujours facile à pratiquer, l'introduction du speculum, la simple traction sur le pavillon sont fort douloureuses et suffisent à provoquer la résistance du malade. Il ne faut pas insister, car toute manœuvre peut augmenter l'inflammation. L'introduction du speculum n'est d'ailleurs pas indispensable pour poser un diagnostic. Il suffit de projeter un rayon de lumière dans le conduit redressé pour en voir les parois dans presque toute leur étendue, souvent même la membrane du tympan.

Quand l'examen est possible, voici ce qu'on observe : Au début, les parois du conduit présentent une hypérémie générale et un gonflement plus ou moins considérable ; la membrane du tympan peut ne pas être encore atteinte. Dans les cas légers, l'inflammation ne s'étend pas au-delà de ce degré ; la suppuration s'établit au bout de vingt-quatre ou quarante-huit heures. L'épiderme se soulève par places sous forme de petites vésicules, qui se rompent et donnent lieu à une exsudation séreuse d'abord, et qui devient rapidement purulente.

Si l'inflammation est plus intense, la suppuration s'établit plus lentement, le gonflement du conduit augmente graduellement, plus marqué en certains points qu'en d'autres et va jusqu'à en obstruer complètement la lumière.

La membrane du tympan, quand elle participe à l'inflammation, prend une teinte rouge sombre, surtout le long du manche du marteau, qui n'est plus que vaguement délimité et ne se reconnaît qu'à une teinte plus sombre des parties ; le lascis vasculaire qui l'accompagne est très engorgé. Le triangle lumineux a disparu, la membrane paraît plane par suite de l'épaississement de sa couche dermique.

Bientôt apparaissent, comme sur les parois du conduit des vésicules qui s'ouvrent ; une desquamation épidermique abondante s'opère, et le tympan prend par places un aspect charnu plus ou moins masqué par les produits de la suppuration ; cet aspect tranche sur la teinte grisâtre des points de la membrane encore couverts par l'épiderme macéré.

Si l'inflammation gagne les couches plus profondes du tympan, il se produira d'autres phénomènes qui seront décrits à propos de la myringite.

La suppuration, d'abord claire et roussâtre, prend rapidement un aspect purulent. Son abondance est très variable ; souvent elle est réellement profuse. Les lésions locales ne sont pas toujours en rapport avec la quantité de pus sécrété et certainement des prédispositions individuelles jouent ici leur rôle.

Quand on examine le conduit à la période de la maladie où la suppuration est bien établie, on en voit tout ou partie de la surface rouge, saignant au moindre contact, recouverte d'une couche de pus qui, à peine essuyée, se reproduit sous les yeux de l'observateur.

Dans beaucoup de cas le méat auditif rougit et s'excorie sous l'action du pus ; les régions sous auriculaire et parotidiene s'irritent, se gonflent et deviennent douloureuses à la pression. La région mastoïdienne surtout prend souvent part à l'inflammation.

Tels sont les symptômes de l'otite aiguë généralisée ; mais tous les cas ne présentent pas l'image que je viens de tracer. Tantôt l'inflammation se localise en certains points du conduit où se montre plus accusée dans ces points que dans d'autres qui ne présentent qu'un certain degré d'hypérémie. Tantôt certaines influences spéciales modifient suffisamment la face des symptômes objectifs pour que l'on ait songé à créer des formes particulières de la maladie. Ces formes sont :

1° *L'otite syphilitique* qui, dès le début, imprime son cachet spécifique à la maladie. Elle se caractérise par l'existence d'une plaque muqueuse accompagnée d'une otite diffuse généralisée, avec un aspect fendillé caractéristique de la peau, par un rétrécissement plus marqué du méat, par une suppuration peu abondante, d'un jaune clair et, en général, par des douleurs peu intenses.

2° *L'otite diphthéritique*, caractérisée par la présence de fausses membranes, paraît due surtout à de mauvaises conditions de santé générale ou d'hygiène ; cette forme est très douloureuse.

3° *Otite desquamative*. — Cette forme se rapproche de la précédente et a dû être quelquefois confondue avec elle. Elle se caractérise par une prolifération très abondante de l'épiderme dont l'amas bouche quelquefois complètement le conduit auditif. Quand on peut l'extraire d'une seule pièce, il présente un moule parfait du conduit e de la surface du tympan.

4° *L'otite parasitaire*. —La présence des parasites végétaux dans le conduit s'observe fréquemment depuis que l'attention a été appelée sur leur existence, à titre de complication de l'otite. On y a trouvé *l'ascophora elegans*, le *trichotecium roseum*, le *mucor mucedo*, mais surtout le genre *aspergillus* et le plus fréquemment *l'aspergillus nigricans* et *flavescens*. Ces parasites ne se développent guère que sur la peau d'un conduit qui est déjà altérée. Quand ils viennent compliquer une otite, cette dernière est extrêmement rebelle et sujette à de fréquentes exacerbations. On voit alors des végétations parasitaires tapisser les parois du conduit et la surface du tympan, formant des îlots d'une couleur blanche jaunâtre. En général, la suppuration est moins profuse que dans d'autres formes. L'examen microscopique ne laisse subsister aucun doute sur le diagnostic.

Pronostic.—Dans la forme ordinaire, le pronostic est toujours favorable ; dans la forme suraiguë, on a vu quelquefois l'otite externe s'étendre plus loin et déterminer une thrombose des sinus ou une méningite mortelle. La maladie, abandonnée à elle-même, a peu de tendance à la guérison spontanée et passe généralement à l'état chronique ; le pronostic change alors complètement et peut être très aggravé par des complications dont nous parlerons plus loin. Quand la maladie est convenablement traitée, une guérison assez rapide est la règle.

Traitement.—Quand le médecin est appelé dès le début de la maladie, il devra combattre les symptômes généraux avec des moyens appropriés à leur intensité. Pour calmer les douleurs et diminuer l'hypérémie du conduit, il conseillera des applications de compresses froides qui pourront, à cette période, rendre de bons services et empêcher la suppuration ; si elles sont mal tolérées ou si l'on est déjà trop éloigné du début pour que la suppuration puisse être évitée, il faut recourir aux instillations tièdes, calmantes, à l'application de cataplasmes sur l'oreille, à une émission sanguine locale, proportionnée aux forces du malade et que l'on renouvellera si la déplétion n'a pas été suffisante pour donner lieu à un amendement notable des symptômes.

Les cataplasmes devront être appliqués aussi chauds que le malade pourra les tolérer, mais il ne faudra pas trop en prolonger l'emploi, surtout si le tympan participe à l'inflammation, car leur abus favorise le ramollissement et la perforation de cette membrane.

Dans des cas très aigus, des scarifications de la peau du conduit et même de la surface de la membrane du tympan pourront être indiquées ; elles amènent rapidement un dégorgement local notable et une détente générale.

Si l'on est appelé au moment où la suppuration est déjà établie, ou si l'on n'a pu l'éviter par le traitement employé, il ne reste généralement à combattre que l'état local.

Des soins de propreté, des injections d'eau tiède faites avec douceur et répétées aussi souvent que l'exigera l'abondance de la suppuration, forment l'indication capitale et à peu près unique dans les premiers jours. Puis, on aura recours à des instillations de solutions astringentes, légères d'abord et dont on augmentera graduellement la dose. Je préfère les instillations d'une solution de sulfate de zinc 0,50 pour 100 gr. d'eau distillée et que je porte progressivement à 2 grammes 0/0.

Dans l'otite syphilitique, on peut employer avec avantage la vaseline mercurielle, sans oublier, bien entendu, le traitement général.

Dans l'otite diphtéritique, quand la période aiguë est passée, on se servira utilement d'une forte solution de chlorate de potasse.

L'otite parasitaire nécessite la destruction des champignons ; on arrachera les îlots qu'ils forment, à l'aide de pinces, quand cet arrachement n'est pas trop douloureux et on instillera dans l'oreille une solution de permanganate de potasse à 4 0/0.

L'otite externe chronique sera décrite dans le chapitre relatif aux inflammations chroniques suppuratives de l'oreille.

CORPS ÉTRANGERS DE L'OREILLE.

Les corps étrangers que l'on rencontre dans l'oreille peuvent se diviser en deux grandes classes : 1° ceux qui se développent dans l'oreille même, tels que les amas de cérumen, d'épiderme, de parasites, des caillots sanguins, des os nécrosés ; 2° ceux qui viennent de l'extérieur et qui sont extrêmement variés.

Amas cérumineux et épidermiques. La sécrétion du cérumen varie beaucoup en quantité suivant les individus ; plus abondante chez les personnes grasses, à peau luisante, elle est plus rare chez les individus maigres ; sa consistance est d'autant

plus grande qu'il est moins abondant ; chez les
enfants, il est en général plus fluide, plutôt jaune
que brun, et assez semblable à certains miels.
Certaines maladies de l'organe auditif exercent une
grande influence sur la sécrétion du cérumen. Elle
se trouve notablement augmentée dans les hypérémies, les irritations de toute nature de la peau
du conduit ; elle est au contraire souvent diminuée
et même complètement tarie dans certaines affections chroniques de la caisse, comme la sclé-
rose.

Le cérumen, tel qu'il sort du conduit, éliminé
spontanément sous forme de petits grumeaux
desséchés, est une mélange complexe du produit
des glandes cérumineuses, des glandes sébacées,
d'épiderme et de poils. Sa formation en amas
dépend donc déjà en partie des proportions dans
lesquelles ces différents éléments se trouvent mé-
langés, et par conséquent, du plus ou moins de
consistance du produit qui en résulte. Ainsi, chez
le vieillard, il devient plus sec, plus épais, son
élimination est gênée par les poils durs et raides
qui obstruent le méat transformé en une simple
fente : La même disposition se trouve chez beaucoup de femmes de la campagne, jeunes encore ;
elle est due à la compression habituelle du méat
par une coiffure trop serrée.

Tous les rétrécissements, de quelque nature
qu'ils soient, siégeant dans le conduit auditif, sa

courbure trop exagérée, favorisent également la rétention du cérumen.

Symptômes et diagnostic. — La surdité est variable et dépend du degré d'obstruction du conduit, de l'obstacle que met le bouchon cérumineux à l'arrivée des ondes sonores jusqu'à la membrane du tympan.

Les bourdonnements sont fréquents et dépendent de la pression exercée par le corps étranger sur le tympan et par l'intermédiaire de la chaîne des osselets sur la fenêtre ovale.

Le malade éprouve le plus souvent une sensation de gêne, de pesanteur et d'obstruction dans le conduit.

Quelquefois il survient des phénomènes réflexes qui peuvent présenter une certaine gravité apparente. Une toux opiniâtre et convulsive, des nausées, des vomissements, des maux de tête, des vertiges et même des attaques d'épilepsie.

Un amas cérumineux peut exister depuis longtemps sans donner lieu à aucun symptôme, même à la surdité, quand il existe encore un peu de passage pour les ondes sonores. Mais il peut survenir alors subitement, sous l'influence d'une secousse, d'une chûte, tout le cortège des symptômes réflexes que nous venons d'énumérer: il s'est produit, sous l'influence du choc, un refoulement du bouchon cérumineux qui vient comprimer plus ou moins fortement la membrane du tympan et donner lieu, surtout à la suite de chutes sur la tête, à des phénomènes qui peuvent en imposer pour une lésion plus grave (Troeltsch).

Le pronostic, au point de vue général, ne présente aucune gravité ; au point de vue fonctionnel, quand la surdité est prononcée, il ne faut pas trop se hâter de rassurer le malade et de lui annoncer la guérison de cette surdité pour laquelle il vient consulter. L'amas cérumineux peut coïncider avec une affection plus profonde de l'oreille et son élimination peut alors n'être suivie d'aucune ou seulement d'une légère amélioration. On pourra éviter ces erreurs de pronostic en s'assurant à l'aide du diapason de quelle manière se fait la transmission des sons par les os du crâne. Le diapason devra être perçu avec plus d'intensité du côté oblitéré, et quand cette exaltation de la perception existe, on peut porter un pronostic favorable. Si au contraire la perception du diapason est affaiblie de ce côté, il ne faut pas porter de pronostic avant l'expulsion de l'amas cérumineux.

Traitement. — Le traitement est fort simple et consiste à ramollir le bouchon en pratiquant pendant vingt-quatre heures, à plusieurs reprises des instillations d'eau tiède, chargée de 2 à 4 0/0 de bicarbonate de soude, et qu'on laissera séjourner pendant cinq à dix minutes dans l'oreille. On pratiquera ensuite des injections d'eau tiède qui provoqueront la sortie du bouchon. Si ce dernier est très volumineux, il n'est pas toujours possible d'en faire l'extraction en une seule séance.

Dans tous les cas, il faut éviter de recourir à des curettes, des pinces ou à tout autre instrument; ils sont inutiles et peuvent déterminer des blessures du conduit auditif.

Après l'enlèvement du bouchon cérumineux, le malade éprouve quelquefois une véritable exaltation de l'ouïe. Il faut amortir alors l'effet des sons en bouchant le conduit avec du coton ou de la charpie. Il est bon de généraliser cette précaution afin d'éviter l'action de l'air extérieur sur des tissus qui depuis longtemps n'y sont plus habitués et qui sont pendant quelques jours le siège d'une hypérémie plus ou moins prononcée.

CORPS ÉTRANGERS PROPREMENT DITS.

On a rencontré une infinie variété de corps étrangers dans l'oreille ; on peut toutefois les diviser en trois classes : 1° les corps étrangers animaux, morts ou vivants ; 2° les corps étrangers végétaux ; 3° les corps étrangers minéraux.

Cette classification est justifiée, au point de vue clinique par la différence des symptômes auxquels ces diverses classes de corps étrangers donnent lieu.

Corps vivants animaux. — On a trouvé dans l'oreille un assez grand nombre d'insectes qui s'y sont introduits chez des personnes couchées sur la terre ; des mouches attirées par une suppuration de l'oreille, surtout la *mouche carnassière* ; des larves de ces mêmes mouches dont les œufs, déposés dans le conduit, ont subi l'éclosion ; enfin des puces, des punaises.

Les symptômes varient beaucoup suivant le genre et surtout suivant la mobilité de l'animal. Les larves provoquent en général peu de douleurs ; le malade éprouve seulement la sensation d'un corps étranger se mouvant dans l'oreille. Les puces et surtout les punaises, en se fixant soit sur les parois du conduit, soit sur la membrane du tympan, peuvent provoquer des douleurs très violentes. Les insectes ailés, par leurs mouvements rapides et continuels, leur bourdonnement, par les ébranlements répétés qu'ils impriment à la membrane du tympan, mettent le malade dans un état extrêmement pénible. J'ai eu l'occasion d'observer un douanier dans l'oreille duquel avait pénétré une petite mouche pendant qu'il était endormi sur le sol. Il s'est éveillé subitement, s'est mis à courir et est arrivé chez moi dans un état d'exaltation voisin de la folie. Une simple injection d'eau tiède suffit pour calmer cet état et expulser le petit insecte.

Corps étrangers végétaux. — Les corps étrangers végétaux sont : 1º les parasites dont nous avons déjà parlé plus haut et qui ne donnent que bien rarement lieu aux symptômes déterminés généralement par les autres corps étrangers ; 2° des corps végétaux, à surface plus ou moins lisse, à forme arrondie : haricots, pois, graines de toutes sortes, des gousses d'ail, remède populaire contre la névralgie dentaire ; 3° des corps allongés et aigus, tels que brins d'herbe, barbes d'épis de graminées, brins de paille ; ces derniers peuvent blesser les parois du conduit auditif, excorier et même perforer la membrane du tympan.

Sous l'influence de l'humidité, les corps végétaux sont susceptibles de se gonfler et de comprimer fortement les parois du conduit, ce qui en rend souvent l'extraction très difficile.

Corps étrangers minéraux. — Les corps minéraux et les corps végétaux durs, non susceptibles de se gonfler et qui peuvent leur être assimilés, présentent une grande variété. Ils peuvent être introduits avec douceur, comme le font souvent les enfants avec les objets qui servent à leurs jeux, ou bien avec violence et s'accompagner de déchirures des parois du conduit ou du tympan. Ils sont arrondis et lisses, ou rugueux, présentant des arêtes ou des pointes : quelquefois ce sont des objets qui se sont brisés dans le conduit : perles de verre, pointes de seringues en verre ; d'autrefois ils sont aigus : fils métalliques, aiguilles, épingles. Toutes ces conditions influent sur les lésions immédiates que les corps étrangers peuvent produire dans l'oreille. Toutefois les cas où l'on rencontre ces lésions immédiates sont de beaucoup les plus rares. Bien plus souvent, le corps étranger est absolument inoffensif pour l'oreille et peut y séjourner des années sans donner lieu à aucun accident et sans que le malade, quand il est très jeune surtout, en ait conscience.

Traitement. -- Si, en général, la présence des corps étrangers dans le conduit est inoffensive, il n'en est pas de même des tentatives souvent si violentes qui sont faites dans le but de les extraire. On a vu ces tentatives aveugles, ces recherches aventureuses avec des curettes, des sondes, des pinces, être pratiquées sur des oreilles d'enfant dont le corps étranger était déjà sorti spontanément. Toute tentative de ce genre, sans un diagnostic précis, sas éclairage suffisant, est hautement condamnable. Le refoulement du corps étranger contre le tympan et même, à travers cette membrane, jusque dans la caisse, des déchirures du conduit, suivis d'une otite violente et quelquefois mortelle, tel est leur résultat ordinaire. Même entre des mains expérimentées, des manœuvres de ce genre peuvent ne pas être inoffensives. Il faut donc les proscrire, d'autant plus que dans l'immense majorité des cas, elles ne sont pas nécessaires.

Lorsqu'un enfant, ce qui est le plus souvent le cas, se présente avec un corps étranger dans l'oreille, les parents effrayés en demandent l'extraction immédiate. Il faut d'abord les rassurer, procéder à l'examen du conduit auditif afin de constater avant tout la présence du corps étranger qui a pu s'éliminer spontanément pendant la nuit, sous l'influence du décubitus. S'il séjourne encore dans le conduit, on se rendra compte de ses dimensions, de sa nature, de sa mobilité, par l'examen au spéculum et un attouchement très léger à l'aide d'un stylet ; puis on procédera à l'extraction.

Le même traitement suffit pour l'élimination de l'immense majorité des corps étrangers de l'oreille et ce traitement est très simple.

Il consiste à faire des injections d'eau tiède, que l'on pourra rendre plus efficaces, en y faisant dissoudre un peu de savon. On se servira d'une seringue un peu volumineuse, comme les seringues à hydrocèle, d'un irrigateur et on répétera les injections plusieurs fois par jour jusqu'à la sortie du corps étranger. On peut faciliter cette sortie en donnant au malade pendant les injections une position plus favorable. Le corps étranger, quand il est enfoncé profondément, vient se loger dans l'angle que forme le tympan avec la paroi inférieure du conduit. Souvent il se trouve comme enclavé dans cet espace déclive et s'il est de petite dimension, la vue peut en être en grande partie masquée. Dans ces cas, il faut faire coucher l'enfant sur une table, sur un canapé, sur deux chaises, la tête entièrement pendante. Dans cette position, la paroi inférieure du conduit devient paroi supérieure. Le corps étranger, sollicité par la pesanteur, sortira plus aisément de son sinus, et son expulsion au dehors sera facilitée.

Il peut arriver cependant que les injections répétées ne suffisent pas à expulser le corps étranger, ou bien, que ce dernier, susceptible de se gonfler par l'humidité ne permette pas de continuer les injections. Il faut alors recourir à d'autres procédés en évitant toujours l'emploi de pinces et de curettes. La méthode adhésive réussit souvent.

Cette méthode consiste à tremper dans de la colle forte un petit pinceau que l'on portera ensuite sur le corps étranger : On attendra que le pinceau y adhère bien et en tirant dessus, on ramènera le corps au dehors.

On a réussi à extraire des corps métalliques tels que des aiguilles, à l'aide d'un petit barreau aimanté.

Quand il existe un vide entre un point quelconque des parois du conduit et le corps étranger, on peut essayer d'y faire passer une anse d'un mince fil métallique ou d'un crin qui, en se déployant en arrière du corps, permettra souvent de l'extraire.

Quand le conduit auditif est enflammé, soit par suite de la présence du corps étranger, soit par suite des violences qui y ont été exercées, il ne faut faire aucune tentative d'extraction avant d'avoir calmé cet état inflammatoire.

Quand les procédés inoffensifs ne réussissent pas, il vaut mieux abandonner un corps étranger de l'oreille à lui même que d'exposer le malade aux conséquences si graves des tentatives de violence.

Quelquefois cependant il existe des indications vitales qui prescrivent impérieusement l'extraction d'un corps étranger enclavé et qui a résisté à tous les procédés précédents. Quand le corps est susceptible d'être brisé, il faut le morceler et en expulser les fragments à l'aide d'injections. Voltolini conseille de les réduire à l'aide du galvano-cautère, qui peut être appliqué aux corps végétaux. Enfin on peut recourir au décollement du pavillon pratiqué à la partie postéro-supérieure et qui permet de se frayer un chemin jusqu'en arrière du corps étranger.

Quand le corps étranger a pénétré dans la caisse, on peut réussir à l'expulser à l'aide d'une douche d'air ou d'une injection d'eau pratiquée par la trompe d'Eustache, aidée d'une aspiration faite par le conduit auditif. Dans un cas grave, Langenbeck a réussi par le décollement du pavillon.

RÉTRÉCISSEMENTS DU CONDUIT AUDITIF

Les rétrécissements du conduit auditif, s'observent dans la portion osseuse et dans la portion cartilagineuse. Chez le vieillard on voit souvent un rétrécissement linéaire de l'entrée du conduit qui peut gêner l'audition quand il a atteint un degré avancé. L'affaissement du cartilage, la chute des dents et les modifications qui en résultent dans l'articulation temporo-maxillaire, augmentent ce rétrécissement en refoulant en arrière la partie antérieure du cartilage. Ce genre de rétrécissement donne rarement lieu à une occlusion complète du conduit ; mais il suffit souvent à diminuer l'audition et à favoriser la production d'amas cérumineux. Le cérumen enlevé, on obvie à l'altération fonctionnelle en maintenant dans le conduit une canule à pavillon évasé, une sorte de spéculum raccourci qui suffit pour améliorer l'ouïe et ne gêne en rien les malades.

Rétrécissements inflammatoires. — Les inflammations chroniques du conduit peuvent être suivies de rétrécissements cicatriciels qui alors obturent plus ou moins complètement la lumière du conduit. Ils se présentent généralement sous la forme d'une membrane fibreuse très résistante. L'incision de cette membrane et la dilatation graduelle consécutive permettent de rétablir d'une manière suffisante la lumière du conduit, mais la maladie conserve toujours une grande tendance à la récidive et nécessite quelquefois jusqu'à six et huit opérations.

Souvent il existe un développement anormal, une hypertrophie osseuse au-dessous des parties charnues qui semblent seules produire le rétrécissement ; dans ces cas, les agents dilatants devront être employés avec beaucoup plus de persistance. Après avoir arrêté la suppuration qui existe, incisé les tissus mous, cautérisé les végétations, on introduira tous les jours des bougies en gomme, des cordes à boyaux, dont on augmente graduellement le diamètre ; quand il existe une hyperostose, chaque changement de bougie devra être précédé de quelques injections d'eau tiède et d'un badigeonnage à la teinture d'iode ou avec une solution de nitrate d'argent au 20°. On pourra en même temps prescrire l'iodure de potassium à l'intérieur.

On peut se servir, au lieu de bougies de gomme, d'éponge préparée, de tiges de laminaria, mais, en général, ces dilatants sont mal supportés, et déterminent, par le fait de leur gonflement, des douleurs insupportables qui obligent le malade à les enlever.

Exostoses. — Les exostoses du conduit forment un chapitre intéressant et encore fort obscur de la pathologie auriculaire. Comme les exostoses en général, elles sont formées par le développement anormal et partiel du tissu osseux sur une des parois du conduit. Le plus souvent elles se présentent sous la forme sessile, mais on en a aussi observé qui avaient un pédicule étroit ; ces dernières siégeaient toujours dans le voisinage immédiat du tympan.

Au point de vue de leur structure, on divise les exostoses du conduit en exostoses *celluleuses* et en exostoses *éburnées ;* ces dernières sont composées exclusivement de tissu compact dur comme l'ivoire.

Causes et développement. — Le développement des exostoses est généralement très lent et indolore ; le malade ne s'aperçoit de leur présence que le jour où elles ont pris un volume suffisant pour boucher le conduit et provoquer la surdité, par obstruction et par la rétention du cérumen.

Tous les points du conduit auditif osseux peuvent être le siège d'exostoses, mais on a remarqué qu'elles siègent de préférence sur la paroi postérieure. Elles sont beaucoup plus fréquentes chez l'homme que chez la femme.

Les causes des exostoses du conduit sont fort obscures ; on a invoqué diverses diathèses, goutte, rhumatisme, syphilis ; mais les faits ne corroborent pas cette influence diathésique. Une seule cause prédisposante est incontestable ; c'est l'hérédité. Souvent le conduit a été le siège d'inflammations antérieures qui peuvent avoir exercé une certaine influence ; mais d'une manière générale on est peu fixé sur les causes de cette affection qui paraît surtout dépendre d'une disposition particulière de l'organisme connu sous le nom de diathèse osseuse.

Les exostoses forment dans le conduit des saillies à base ronde ou elliptique, à surface convexe, lisse, glabre, blanche, quelquefois rosée quand elle a été irritée par des attouchements fréquents. Elles ont une grande tendance à se montrer simultanément dans les deux conduits, en des points symétriques comme il arrive d'ailleurs pour leur développement sur les autres parties du squelette.

Symptômes. — Quand les exostoses sont suffisamment développées pour provoquer la rétention des produits de sécrétion, elles donnent lieu à la surdité, à des bourdonnements, à une sensation de gêne, de plénitude dans le conduit auditif. Elles ne sont généralement le siège d'aucune douleur spontanée, mais elles sont d'autant plus sensibles au toucher qu'elles sont plus rapprochées du tympan.

Traitement. — Toynbee a obtenu un succès par une médication consistant dans l'application fréquente de sangsues à l'oreille et dans l'usage des mercuriaux à l'intérieur. M. Bonnafont a le premier employé un traitement chirurgical consistant à dilater la partie du conduit qui existait encore, à l'aide de mandrins gradués. Ce traitement suf-

fisait à rétablir l'audition et à empêcher l'accumulation des produits de sécrétion. Le moyen radical
consiste dans l'ablation de la tumeur. Comme
leur dureté est souvent excessive, il faut tenter de
les perforer à l'aide d'une vrille de dentiste : quand
elles sont ainsi perforées, ou quand elles sont moins
résistantes, on peut les faire sauter à l'aide de la
gouge et du maillet. L'ablation complète nécessite
toujours un certain nombre d'opérations et les
réactions inflammatoires qui les suivent, quand
elles ne dépassent pas une certaine limite, sont
très favorables à la résolution de ces tumeurs.

CHAPITRE VII

Maladies de la membrane du tympan

LÉSIONS TRAUMATIQUES DE LA MEMBRANE DU TYMPAN

Les blessures du tympan sont le plus souvent occasionnées par l'introduction de corps étrangers: aiguilles, épingles ou autres objets minces et pointus, par la compression de l'air dans le conduit sous l'action de détonations violentes, de soufflets appliqués sur l'oreille, de chutes dans l'eau. Elle peut aussi être due à une compression brusque de l'air de la caisse pendant une violente quinte de toux, comme dans la coqueluche. On a encore observé la rupture de la membrane sous l'action de la douche d'air administrée dans un but thérapeutique. Mais il faut admettre que, dans ces cas, le tympan, qui à l'état normal offre une assez grande résistance à la rupture, était altéré par une maladie antérieure. Ce qui tend à le prouver, c'est que la rupture, produite dans ces conditions, a plutôt un effet favorable que nuisible sur la surdité.

Quand la blessure du tympan est produite par un agent extérieur, une ou deux de ses couches peuvent seules être atteintes ; dans toutes les autres circonstances, c'est toujours une déchirure complète qui se produit.

Symptômes subjectifs. — Quelle que soit la cause qui ait provoqué une blessure ou une déchirure de la membrane du tympan, cet accident s'accompagne toujours immédiatement d'une douleur subite, intense, souvent accompagnée d'une sensation de faiblesse pouvant aller jusqu'à la syncope.

En même temps, le malade entend un bruit violent et éprouve un bourdonnement intense, qui se dissipe peu à peu, de même que la douleur, lorsqu'il ne survient pas de complication.

Symptômes objectifs. — A l'examen du tympan on observe le plus souvent, à l'endroit ou siège la déchirure, une strie linéaire, rouge. En faisant pratiquer au malade le procédé de Valsalva ou de Politzer, pendant l'examen, on voit les bords de la plaie s'écarter sous la pression de l'air qui traverse la perforation en produisant un bruit de sifflement assez aigu, appelé bruit de perforation.

Le malade se plaint en même temps d'une douleur dans l'oreille et d'un retour des bourdonnements qui peuvent persister plus ou moins longtemps.

Sur la membrane, au niveau de la perforation, et dans le conduit auditif, on voit souvent des petits caillots sanguins.

Rarement la perte de sang est assez abondante pour faire issue au dehors. Le fait d'une perte de sang plus abondante peut cependant se produire, si, au moment de l'accident, la membrane du tympan est hypérémiée, comme cela se présente dans la coqueluche, par suite de la congestion que la quinte de toux provoque dans toute la tête.

On observe aussi quelquefois des ecchymoses sur les bords de la déchirure. Ces ecchymoses, aussi bien que celles qui peuvent se produire sans rupture, sous l'influence d'une commotion de la membrane, présentent cette particularité de ne pas se résorber sur place, mais d'émigrer lentement vers la périphérie de la membrane où elles disparaissent.

Traitement. — Lorsqu'il n'existe aucune complication, le traitement est des plus simples. Il faut débarrasser le conduit auditif du sang ou des autres matières étrangères qui peuvent s'y trouver. Pour cela il est préférable de se servir d'un pinceau imbibé d'eau tiède et non d'injections dont le liquide pourrait pénétrer dans la caisse, et séparer lés lèvres de la plaie déjà accolées. Pour cette dernière raison également, il faut éviter la douche d'air quand son emploi n'est pas indispensable. On essuiera ensuite le conduit auditif et on y maintiendra un tampon de coton. Le malade devra garder la chambre, à l'abri de tout bruit intense ; il devra suivre un régime doux, s'abstenir de se moucher, éviter tout travail intellectuel, tout ce qui peut congestionner la tête. A l'aide de ces soins, la maladie sera guérie en quelques jours.

MYRINGITE AIGUE.

Symptômes subjectifs. — Quelles que soient les causes de la myringite aiguë, qu'elle soit traumatique, spontanée ou consécutive à une otite, le malade éprouve une douleur violente dès que la membrane du tympan est envahie par l'inflammation ; cette douleur subite, lancinante envahit rapidement le côté correspondant de la tête, ou les dents ; elle s'accompagne de bourdonnements et d'une sensation de gêne dans l'oreille. Elle cède généralement au bout de quelques heures, laisse un moment de calme qui est suivi d'une nouvelle crise, souvent plus violente.

La première crise se montre généralement la nuit. Le malade, qui s'est couché bien portant, est réveillé par la douleur. Après quelques crises, la fièvre survient, accompagnée le plus souvent de nausées, de vomissements, même de délire ou d'un état semi-comateux, chez les enfants.

La surdité est en rapport avec la gêne que l'inflammation apporte aux fonctions de la membrane.

Symptômes objectifs.—A l'examen, la membrane du tympan présente les altérations que nous avons déjà constatées dans l'otite externe aiguë. Son aspect peut varier selon l'intensité de l'inflammation, sa généralisation, l'époque à laquelle l'examen est pratiqué ; mais cet aspect est toujours assez caractéristique pour qu'il soit impossible de s'y tromper.

Il est rare que l'on ait à pratiquer l'examen de la membrane dès la première heure de son inflammation. J'ai eu cette occasion chez un de mes enfants et moins d'une demi-heure après l'invasion des douleurs, j'ai trouvé le tympan déjà très fortement congestionné. Dès le lendemain, 10 à 12 heures après l'invasion, l'exsudation commençait. C'est à cette période que l'on a le plus souvent occasion d'observer la maladie. Le médecin est appelé après que le malade a passé une nuit de douleurs et d'insomnie, et à l'examen, il trouve une membrane rouge, livide, dont la couleur ne se distingue plus nettement. Le manche du marteau est voilé par l'injection des vaisseaux qui l'accompagnent, la membrane paraît aplatie, terne, tomenteuse, parsemée quelquefois de vésicules perlées (*myringite bulleuse*) qui, en s'ouvrant, laissent échapper un liquide séro-sanguinolent.

Si l'exsudation s'est faite dans les couches plus profondes de la membrane, elle s'y présente à l'état diffus ou sous forme de petits amas d'un gris jaunâtre, purulents, qui font une saillie plus ou moins marquée et constituent les abcès tympaniques.

Ces abcès ont leur siège de prédilection sur le quart postéro-supérieur de la membrane. Leur ouverture spontanée laisse après elle une ulcération qui se transforme bientôt en perforation ou devient le point de départ de végétations polypeuses, de dépôts calcaires.

Marche, Durée. — La marche et la durée de la maladie dépendent de l'état constitutionnel du malade, des affections qui ont précédé ou accompagnent la myringite, et, enfin, des soins qui lui sont donnés. Traitée convenablement pendant la période aiguë, la myringite donne lieu assez rapidement à une régression du processus inflammatoire. Le liquide épanché entre les couches de la membrane se résorbe, le gonflement diminue, l'épiderme se reproduit sur les points dénudés ; on voit peu à peu le manche du marteau se dessiner ; les parties centrales s'éclaircissent d'abord, pendant qu'à la périphérie une rougeur diffuse persistera encore pendant assez longtemps. Le retour à l'état normal n'est toutefois jamais complet, même dans les formes les plus légères de la maladie. Le plus souvent ces altérations qui consistent en opacités, en troubles de la membrane, en modifications du triangle lumineux, en dépôts calcaires, n'ont aucune influence nuisible sur l'audition. Leur existence fréquente, chez l'adulte, montre que la myringite légère est loin d'être rare pendant le jeune âge.

Dans des conditions moins favorables, dépendant de l'état général de la santé du malade, d'un développement plus rapide de l'inflammation, de l'absence de traitement ou de l'application d'un traitement irrationnel, on verra la maladie passer à l'état chronique.

Le pronostic devra prendre pour base les considérations que je viens de développer.

Traitement. — L'intensité des symptômes, les conséquences graves pour la fonction auditive qui peuvent résulter d'altérations persistantes de la membrane, imposent dans la myringite aiguë un traitement rapide et énergique. Quand l'inflammation est légère, bornée à une partie de la membrane, les symptômes sont peu marqués et l'expectation, unie aux soins d'hygiène que j'ai prescrits dans les perforations traumatiques peuvent suffire. Mais quand la myringite se présente avec un degré d'acuité élevé, il faudra, si l'on est appelé dès le début, appliquer des compresses froides autour de l'oreille. Plus tard, on aura recours aux émissions sanguines que l'on renouvellera jusqu'à effet, autant que le malade peut les supporter. Dans le cas contraire, on fera quelques scarifications énergiques sur la paroi supérieure du conduit, paroi qui envoie le plus de vaisseaux à la membrane du tympan. On fera de fréquentes instillations narcotiques et émollientes. On pourra encore appliquer des cataplasmes chauds sur l'oreille, pendant la période de crises douloureuses seulement et les suspendre pendant les périodes de rémission.

Lorsque les douleurs seront calmées, si l'on observe des abcès de la membrane, on en fera l'ouverture. S'il n'existe pas de perforation, on aura recours aux instillations astringentes graduées ; mais si une perforation s'est produite, on les évitera de crainte de laisser pénétrer du liquide dans la caisse. Pour la même raison, on n'emploiera pas d'injections détersives. On se contentera de nettoyer le conduit à l'aide d'un pinceau et de badigeonner simplement la membrane avec la solution astringente après chaque nettoyage. La glycérine iodée, appliquée à l'aide du pinceau, me paraît être le moyen le plus efficace et le plus rapide pour amener la résorption des produits inflammatoires épanchés entre les lames de la membrane. On élève graduellement la dose jusqu'à employer la teinture d'iode pure, et on suspend le traitement dès qu'il se présente de la douleur.

A ces règles générales du traitement il faudra ajouter les indications que donneront les maladies du conduit auditif ou de la caisse dont la myringite a été la conséquence.

MYRINGITE CHRONIQUE.

La myringite chronique peut, comme nous venons de le voir, succéder à la myringite aiguë, mais ce n'est pas là son origine la plus fréquente. Bien plus souvent la myringite chronique se développe d'une manière lente et insidieuse. Dans ce cas, il est fort douteux qu'elle soit jamais primitive et il faut la considérer comme étant sous la dépendance d'un état inflammatoire subaigu ou chronique du conduit auditif ou de la caisse.

Symptômes subjectifs. — Le développement de la myringite chronique étant très lent, les symptômes subjectifs tels que la douleur et la fièvre manquent le plus souvent. A peine le malade éprouve-t-il de temps en temps quelques élancements douloureux dans l'oreille, qui se montreront quand il aura fait un écart de régime ou éprouvé un peu de froid. Par contre, la surdité peut être prononcée et elle ne dépend pas uniquement des altérations de la membrane, mais aussi de celles qui existent en même temps dans la caisse. Il en est de même des bourdonnements qui présentent des variations très considérables.

Symptômes objectifs. — La suppuration est plus ou moins considérable, dans le cas où la myringite chronique succède à une myringite aiguë. Elle peut être augmentée par la quantité de pus que fournissent le conduit ou la caisse si elles sont atteintes en même temps. Par lui-même et indépendamment de ces causes, le tympan fournit une quantité de pus variable, souvent considérable eu égard à la surface de la membrane.

Lorsque la myringite chronique se présente avec une évolution lente comme dans certains cas de catarrhe subaigu de la caisse, la membrane peut subir des altérations de texture notables sans qu'il y ait de suppuration. Ces altérations consistent en atrophie, en épaississements, en dégénérescence graisseuse qui réduisent sa force de résistance. Elle peut alors se déchirer facilement sous l'influence d'une violence légère, telle qu'une douche d'air.

Nous avons vu plus haut que ces altérations ne sont pas toujours incompatibles avec un bon fonctionnement de la membrane ; mais dans la myringite chronique, elles se combinent le plus souvent avec des lésions de la caisse qui ont une bien plus grande importance à ce point de vue.

Quand la myringite suppurative est généralisée, toute la surface de la membrane présente un aspect charnu et est couverte d'une couche de pus. Le plus souvent la maladie n'est localisée qu'en certains points de la surface, tandis que dans d'autres points la membrane se montre tapissée de son épiderme : la présence de végétations polypeuses n'est pas rare

Les perforations de la membrane qui peuvent être le résultat d'une nécrose inflammatoire, de l'ouverture d'un abcès de la membrane, de son atrophie par pression d'un épanchement de la caisse, sont une lésion qui s'observe très souvent. Les perforations peuvent être uniques ou multiples; petites, elles sont généralement comblées par les produits de la suppuration et présentent un point lumineux, brillant, qui est le siège de pulsations isochrones à celles du pouls. A côté de perforations encore existantes et après la guérison de perforations anciennes, on trouve des cicatrices de la membrane qui se caractérisent par leur transparence. La couche propre de la membrane ne prenant aucune part à la régénération des perforations, les cicatrices sont plus minces, plus mobiles et plus transparentes que le reste de la surface. Souvent elles font une saillie vers le dehors ou une dépression vers la caisse. Quelquefois elles sont soudées au promontoire et immobilisent plus ou moins complètement la membrane.

Il en est de même des bords d'une perforation. Un tympan perforé ou ramolli, ayant perdu une grande partie de sa force de résistance, se trouve naturellement attiré vers la caisse par l'action du muscle interne du marteau, action qui n'est plus contrebalancée par l'élasticité propre de la membrane.

Pronostic. — Au point de vue fonctionnel au moins, le pronostic de la myringite chronique est beaucoup moins favorable que celui de la myringite aiguë. Cette dernière peut guérir sans laisser de traces ou en ne laissant après elle que des altérations légères, compatibles avec un fonctionnement à peu près normal de la membrane. Dans les cas chroniques, au contraire, il reste en général des altérations persistantes plus graves, qui donnent lieu à une surdité plus ou moins prononcée.

Traitement. — Le traitement est subordonné, en grande partie, aux altérations de la caisse ou du conduit qui accompagnent la myringite chronique. Certaines altérations de la membrane, telles que perforations anciennes, dépôts calcaires, cicatrices, sont au-dessus des ressources de l'art.

Le traitement de l'état purement inflammatoire quand il est borné à la membrane, ce qui est fort rare, ne demande que des instillations astringentes. L'occasion se présentera plus loin de revenir sur quelques points spéciaux de ce traitement. (Voir Otorrhée.)

CHAPITRE VIII

Maladies de l'oreille moyenne

MALADIES DE LA CAVITÉ NASO-PHARYNGIENNE DANS
LEURS RAPPORTS AVEC LES MALADIES DE LA CAISSE.

Les maladies de la caisse du tympan sont extrêmement fréquentes : rarement elles sont primitives ; très souvent elles sont la conséquence
d'une inflammation de la muqueuse naso-pharyngienne ou tubaire, dont les relations pathologiques avec la caisse sont aujourd'hui bien éta-
blies. Chez l'adulte les maladies du pharynx qui
peuvent exercer une influence nuisible sur l'intégrité de la caisse du tympan sont loin d'être
rares et nous leur devons attribuer un très grand
nombre de cas de surdité progressive, très rebelles
à tout traitement. Mais il est relativement moins
fréquent qu'elles provoquent des inflammations
aiguës dans la cavité tympanique. Les maladies
secondaires de cette dernière participent au carac-

tère de chronicité, de ténacité de l'angine chronique dont elles dépendent.

Chez l'enfant, par contre, les affections aiguës de la caisse sont beaucoup plus fréquentes, aussi bien que les inflammations aiguës ou subaiguës du pharynx.

Le pharynx de l'enfant forme un espace relativement étroit, tapissé par une muqueuse tellement vasculaire à l'état normal qu'elle paraît hypérémiée. Cette muqueuse est extrêmement riche en glandes, surtout dans sa partie supérieure qui forme la voûte du pharynx. L'amas glandulaire qui se trouve vers le milieu de cette voûte a été décrit par Luschka et Kölliker sous le nom de *tonsille pharyngienne*. De ce point, cet amas s'étend sur les côtés et sur les parois latérales jusqu'à la fossette de Rosenmüller.

Si l'on veut bien se rendre compte de cette vascularisation si riche, de l'extrême fréquence des inflammations de toute nature dont cette cavité est le siège chez l'enfant, on comprendra aisément que ces inflammations doivent se propager fréquemment aux parties voisines qui, comme la trompe et la caisse, ont, avec le pharynx, des rapports de contiguïté et de continuité de tissu.

Pour ne parler que des maladies les plus fréquentes de la cavité naso-pharyngienne, nous citerons : le coryza, l'angine simple, l'amygdalite ; les angines spécifiques de la rougeole, de la diphtérie, de la scarlatine, de la variole ; l'angine glanduleuse ; les tumeurs de toute nature ; enfin les irritations bucco-pharyngiennes qui, chez l'enfant, accompagnent souvent les poussées dentaires.

Toutes ces maladies, plus fréquentes pendant le jeune âge, la plus grande vascularisation de la muqueuse, la disposition de l'ouverture pharyngienne de la trompe, qui ne forme qu'une simple fente dont un léger gonflement suffit à effacer la lumière, créent chez l'enfant une véritable prédisposition aux inflammations secondaires de la caisse. Nous avons déjà parlé de l'influence de ces maladies en traitant de l'étiologie ; mais nous croyons utile d'insister spécialement sur deux maladies de la cavité naso-pharyngienne, très fréquentes chez l'enfant comme chez l'adulte et dont le traitement s'impose concuremment avec celui de l'affection auriculaire. Ces maladies sont le coryza et la pharyngite chronique compliquée souvent, chez les enfants, de tumeurs adénoïdes.

CORYZA.

Indépendamment de toute propagation inflammatoire du pharynx vers la caisse, des maladies de la cavité naso-pharyngienne peuvent déjà exercer une influence funeste sur la fonction auditive. A l'état normal, la caisse du tympan contient de l'air ; cet air y pénètre et s'y renouvelle par l'intermédiaire de la trompe d'Eustache, légèrement fermée à l'état de repos, mais qui s'ouvre sous l'influence des mouvements du pharynx que provoquent la déglutition, le bâillement, etc. L'air se trouve ainsi fréquemment renouvelé dans la caisse, sans que nous en ayons conscience et le bon fonctionnement de l'organe se maintient.

Survienne un coryza aigu ou chronique auquel certaines personnes, les enfants surtout, sont si sujets, accompagné d'une gêne de la respiration nasale. Le malade est alors obligé de respirer par la bouche; l'air froid, chargé de poussières plus ou moins irritantes, viendra frapper directement la muqueuse pharyngienne, y déterminera, y entretiendra un état congestif. A cette irritation s'ajoutera la présence de sécrétions nasales amenées dans le pharynx par de fréquents reniflements et qui s'y dessèchent sous formes de croûtes ; chez l'enfant lymphatique cet état amène rapidement une pharyngite et l'hypertrophie des glandes du pharynx.

Mais, en attendant, l'échange normal de l'air de la caisse se trouve compromis. Par suite de l'obstruction nasale, le malade, à chaque mouvement de déglutition, pratique inconsciemment le procédé de Toynbée et raréfie l'air de la caisse. Le tympan se déprime sous la pression de l'air extérieur, pression qui ne trouve plus son contrepoids. La membrane, déprimée, propage cette pression jusqu'au liquide labyrinthique par l'intermédiaire de la chaîne des osselets ; à la longue elle perd son élasticité ; le muscle interne du marteau, qui n'est plus tendu, se rétracte par inertie et subit la dégénérescence graisseuse ; les vaisseaux de la muqueuse se congestionnent par suite de la diminution de pression ; un épanchement *ex vacuo* peut se produire ; ces altérations, d'abord passagères, finissent par devenir permanentes et une surdité prononcée en est la conséquence.

Traitement. — Le traitement de l'affection auriculaire ne saurait avoir un résultat durable si l'on ne supprime en même temps la cause qui est le catarrhe naso-pharyngé chronique.

La condition première de ce traitement est de débarrasser les fosses nasales et le pharynx supérieur des produits de sécrétion fluides ou desséchés sous forme de croûtes, qui l'obstruent. Chez l'adulte, on emploiera dans ce but la douche nasale de Weber, une ou deux fois par jour, en se servant, non pas d'eau pure, qui augmenterait le gonflement de la muqueuse, mais d'une faible solution de carbonate de soude. En général, dans l'application de cette douche, on donne trop de force au courant en plaçant trop haut le réservoir de liquide. Cette condition n'est pas nécessaire pour obtenir un nettoyage convenable. En plaçant le réservoir à un niveau de 15 à 20 centimètres plus élevé que celui des fosses nasales, on obtient un courant

suffisant. On évite ainsi le danger de la pénétration du liquide dans la caisse et la douche est
beaucoup mieux supportée par le malade. On peut
aussi se servir d'un irrigateur, d'une seringue,
lorsque c'est le médecin qui administre la douche.

Quand on administre la douche nasale à un
enfant, il faut procéder avec beaucoup de douceur,
apprendre à l'enfant à respirer avec régularité et
se tenir prêt à arrêter le courant, dès qu'on voit
que cette régularité de la respiration cesse. Les
premières fois, la douche est quelquefois mal
supportée, mais peu à peu le malade s'y habitue.

La douche nasale n'est pas praticable chez les
jeunes enfants et n'est pas toujours acceptée par
des enfants plus âgés. On peut alors la remplacer
par la douche sèche de Politzer qui consiste à injecter de l'air par une des narines dans le but de
refouler les mucosités dans le pharynx ou de les
évacuer par l'autre narine. Moins active que la
douche liquide, elle est facilement supportée par
les enfants, et peut au besoin leur être imposée.

Les douches produiront un effet salutaire en
facilitant la respiration, en détruisant l'irritation
causée par la présence des mucosités desséchées et
souvent fétides, mais elles ne constituent pas un
moyen curatif suffisant.

On a essayé des insufflations de poudres astringentes de toute nature sans grand résultat. Les
caustiques réussissent mieux. Je me sers habituel-

lement d'un mélange de nitrate d'argent 1 gramme pour 5, 10, 15 ou 20 grammes de poudre de talc. Quand les sécrétions sont fétides, j'y ajoute de 4 à 10 grammes d'acide borique. Ces moyens qu'il faut continuer longtemps, et qui doivent suivre immédiatement l'emploi de la douche donnent quelquefois un résultat satisfaisant.

Mais il y a des cas qui restent complètement rebelles ; on obtient une certaine amélioration, mais pas de guérison complète. L'exploration des fosses nasales montre alors que la muqueuse reste hypertrophiée en des points assez limités généralement et surtout sur la partie postérieure du cornet inférieur. La cautérisation directe de ces points avec le nitrate d'argent donne alors de meilleurs résultats. On peut faire ces cautérisations avec une sonde cannelée en argent dans l'extrémité de la gouttière de laquelle on fait couler un peu de nitrate d'argent fondu, et qui peut servir indifféremment pour les deux narines. M. Lœwemberg se sert d'un cautère galvanique, de petite dimension, à plaque latérale, qui remplit également bien le but.

PHARYNGITE CHRONIQUE.

La pharyngite chronique est une maladie fréquente et il est rare de rencontrer un catarrhe chronique de la caisse sans que l'on ait à constater la même altération sur la muqueuse du pharynx.

Il ne rentre pas dans le cadre de ce travail de faire une histoire complète de la pharyngite, mais comme son traitement fait en quelque sorte partie intégrante de celui des affections chroniques de la caisse et de la trompe d'Eustache, il est indispensable d'indiquer les moyens thérapeutiques les plus efficaces contre une maladie, en général, très rebelle.

Le *Gargarisme,* tel qu'il est pratiqué habituellement, n'a aucune action sur la muqueuse pharyngienne qu'il n'atteint pas. Dans l'acte de se gargariser, la langue, refoulée en arrière, obstrue complètement le pharynx, de sorte que le liquide ne baigne que la face antérieure du voile du palais et les amygdales. Pour faire agir le gargarisme sur la muqueuse pharyngienne, il faut prendre dans la bouche une gorgée de liquide, renverser fortement la tête en arrière, ou mieux encore, prendre la position horizontale, et faire sortir la langue de la bouche, le plus fortement possible. Le liquide alors pénètre réellement dans la cavité pharyngienne. Quand le mouvement d'expiration saccadée qui constitue l'acte de gargariser arrive à sa fin, il faut relever brusquement la tête ; le liquide violemment chassé par la contraction des muscles du pharynx, sort à la fois par la bouche et par les narines. Quand ce résultat a été atteint, on peut être certain que tout le pharynx a subi le contact du gargarisme.

Les liquides employés sont : l'eau salée, les solutions de chlorate de potasse, d'alun, de tanin, d'iode, etc.

L'action topique du gargarisme, quel que soit le liquide employé, ne nous paraît pas avoir une bien grande influence sur la pharyngite chronique ; mais le gargarisme agit d'une manière très avantageuse en débarrassant le pharynx des mucosités qui le tapissent, en provoquant des contractions énergiques de ses muscles, une véritable gymnastique qui a pour résultat de dégorger les follicules remplis du produit de leur sécrétion et de diminuer l'état congestif.

Les gargarismes seront utilement suivis d'*insufflations* de poudres astringentes ; on emploie l'alun, le tanin, le borax, l'acide borique, le nitrate d'argent. Ce dernier est de beaucoup le plus efficace. On l'emploiera d'abord à dose faible, 1 partie de nitrate d'argent pour 20 parties de magnésie calcinée ou de poudre de talc. On peut en augmenter progressivement la dose jusqu'au quart ou au tiers.

La cautérisation galvanique, introduite récemment dans la thérapeutique des affections chroniques de la gorge, a déjà donné de brillants résultats et est certainement appelée à devenir le traitement habituel de ces affections. Elle n'est ni douloureuse ni fatigante pour le malade, ne présente à peu près aucun inconvénient et est en général d'une exécution facile. On peut, avec un cautère plat, toucher des surfaces larges avec une très grande rapidité, chez les malades dont la gorge est susceptible ; chez les autres on peut, avec un cautère pointu, toucher 7, 8 à 10 glandes proéminentes et en quelques séances, cautériser toute la surface de la muqueuse. L'hypertrophie des amygdales cède également avec rapidité. On fait, avec un cautère pointu, 5 à 6 cautérisations, pénétrant à environ un centimètre de profondeur, dans la même séance, et on les renouvelle au bout de 4 à 5 jours. On peut aussi arriver en quelques semaines à la guérison d'affections absolument rebelles à tous les autres moyens.

VÉGÉTATIONS ADÉNOÏDES DU PHARYNX.

Les hypertrophies glandulaires du pharynx, qui sont très fréquentes chez les enfants du second âge, ne sont connues que depuis peu de temps ; elles ont été très bien décrites par Meyer et Lœvemberg, sous le nom de *végétations ou tumeurs adénoïdes du pharynx*. Anatomiquement, elles sont constituées par un tissu analogue à celui des glandes lymphatiques. C'est un réticulum de fibrilles fines et transparentes dont les mailles sont comblées par de nombreuses cellules lymphatiques.

Elles consistent donc en une simple hypertrophie du tissu adénoïde dont cette région est si riche, se présentant sous forme de tumeurs plus ou moins volumineuses, sessiles ou pédiculées.

Leur siège de prédilection est la voûte du pharynx ; plus rarement les parois latérales. Lorsqu'elles ont acquis un certain volume, le passage de l'air par les narines devient insuffisant. Il survient de la gêne dans la respiration nasale ; l'enfant respire par la bouche et pendant le sommeil fait entendre un ronflement pénible.

La phonation est également gênée, la voix perd son timbre, devient voilée, gutturale, quelquefois éteinte ; certaines consonnes, dites nasales : M, N, ne peuvent être prononcées.

Les enfants présentent une apparence chétive, leur poitrine est peu développée et offre souvent des déformations.

Mais ce qui nous intéresse particulièrement, c'est l'influence que cette maladie exerce sur la trompe d'Eustache et sur la caisse du tympan. Les trois quarts des malades atteints de végétations adénoïdes du pharynx ont en même temps un catharre tubo-tympanique qui résiste à tout traitement tant que l'état de la gorge n'a pas été amélioré.

Traitement. — Le traitement des végétations adénoïdes est général et local. Le traitement général doit s'adresser à la constitution le plus souvent lymphatique des enfants.

Le traitement local doit avoir pour objet la destruction radicale des tumeurs. On peut y parvenir à l'aide de la cautérisation avec le nitrate d'argent pur. On se sert, à cet effet, d'un porte-caustique spécial qui se compose d'une tige coudée, dont la petite branche porte une petite plaque d'argent cannelée. On verse dans ces cannelures du nitrate d'argent fondu et on cautérise les tumeurs tous les deux ou trois jours après la chute de l'escare. Chaque cautérisation devra être suivie de gargarisations neutralisantes avec de l'eau salée. Ce procédé est assez long et n'est pas toujours suffisant.

La cautérisation galvanique est plus énergique et plus sûre dans ses effets, mais elle est peu praticable chez les jeunes enfants.

Le procédé le plus radical et le plus rapide consiste dans l'ablation des végétations. Quelquefois cette ablation est très facile et il suffit d'un simple grattage avec l'ongle du doigt introduit dans la gorge et préalablement muni d'un anneau métallique. On a inventé divers instruments dans le même but : un anneau tranchant porté sur une tige courbée, des cuillères tranchantes, des pinces coupantes, toujours à manche coudé. Tous ces instruments peuvent être employés et chaque cas particulier indiquera auquel il faut donner la préférence.

Après l'opération, on arrêtera l'hémorragie, généralement assez abondante, avec des gargarismes à l'eau froide pure ou additionnée de perchlorure de fer.

CHAPITRE IX

Maladies de la trompe d'Eustache

RÉTRÉCISSEMENTS.

Les rétrécissements congénitaux de la trompe sont très rares ; les rétrécissements acquis sont plus fréquents. Ils peuvent être dus à des tumeurs de diverses natures siégeant dans le pharynx et agissant par compression, à des cicatrices d'ulcérations siégeant au niveau de son ouverture. Dans tous ces cas, c'est sur le pavillon ou sur la partie la plus interne de la trompe que s'exerce la compression et que se produit le rétrécissement, tandis que le reste du canal conserve son calibre normal.

Il n'en est pas de même des rétrécissements qui sont le résultat d'une lésion propre de la trompe et qui peuvent s'étendre à toute sa longueur ou se limiter à un ou plusieurs points de son trajet. La cause la plus fréquente de ce genre de rétrécissements réside dans l'hypertrophie de la muqueuse tubaire ; et c'est à l'orifice interne que cet engorgement est encore le plus souvent observé. Le collapsus des muscles du pharynx ayant une action sur la trompe est également une cause fréquente de rétrécissement de ce canal.

L'oblitération complète de la trompe est très rare ; elle peut être due à la présence d'un corps étranger, d'un bouchon muqueux, d'une exostose, d'une fausse membrane.

Causes. — La cause la plus fréquente de l'engouement de la trompe est donc une altération de sa muqueuse. Cette dernière peut survenir isolément chez certaines personnes qui présentent une véritable prédisposition, comme d'autres en présentent pour le coryza. Il est probable cependant qu'au début la maladie a été précédée d'une inflammation du pharynx ou des fosses nasales qui s'est propagée à la trompe. La pharyngite ou coryza disparue, il est resté un certain degré d'hypérémie de la muqueuse tubaire qui s'exaspère à chaque refroidissement et finit par évoluer seule. Sans nier d'une manière absolue le développement primitif du catarrhe de la trompe, nous croyons que dans la très grande majorité des cas, il est consécutif à une maladie de la cavité naso-pharyngienne.

Symptômes subjectifs. — Le malade éprouve une

sensation de gêne, de pesanteur, de gonflement
dans l'oreille, dans laquelle il porte souvent le
doigt. Cette sensation résulte de la dépression de
la membrane du tympan produite par l'insuffisance du renouvellement de l'air de la caisse. Il
éprouve en même temps de la surdité, des bourdonnements, et parfois une résonnance exagérée
de sa propre voix, comme s'il parlait dans un
tonneau. Tous ces symptômes disparaissent quelquefois subitement après que le malade s'est mou-
ché et a ressenti un bruit d'éclatement dans son
oreille.

Symptômes objectifs. — Le tympan est déprimé,
le manche du marteau présente une disposition plus horizontale, l'apophyse externe est
plus saillante ; la dépression portant surtout sur
la partie centrale de la membrane, on voit souvent
sur le pourtour de cette partie plus déprimée de
la membrane une sorte de pli, de brisure, sous
forme d'une ligne circulaire concentrique à la
périphérie du tympan.

A l'auscultation on entend, pendant la douche
d'air pratiquée avec l'aide de la sonde, un bruit
sibilant ; l'air passe par saccades, le jet est entrecoupé ou ne pénètre dans la caisse que quand le
malade fait un mouvement de déglutition. Lorsque les parois de la trompe sont seulement légèrement accolées, il se produit quelquefois un bruit

d'éclatement après lequel l'air passe largement. Les procédés de Valsalva et de Politzer ne réussissent souvent pas.

Quelquefois l'air ne passe pas, quoique la sonde soit bien placée. Ce phénomène résulte de ce que le bec du cathéter se trouve obstrué par les mucosités siégeant à l'entrée du pavillon, ou bien de ce que ces dernières bouchent complètement l'entrée de la trompe au delà du bec de la sonde ; enfin de ce qu'il existe une oblitération permanente de la trompe.

Hartmann a tenté de déterminer, à l'aide du manomètre, le siège du rétrécissement ; il adapte un manomètre à son appareil à insufflation. Si la force nécessaire pour injecter de l'air dans la caisse à l'aide du procédé de Politzer est très grande relativement à celle que nécessite la douche par l'intermédiaire de la sonde, on peut présumer que l'obstacle réside à l'orifice de la trompe.

Traitement. — Il consiste à rendre la trompe perméable par l'emploi de la douche. Dans les cas de catarrhe tubaire récent, de bouchons muqueux à l'orifice pharyngien, une seule douche suffit souvent pour amener une guérison complète. Quand l'état catarrhal est plus prononcé ou plus ancien, les douches devront être continuées pendant quelque temps. Si elles ne suffisent pas, on peut les faire suivre d'une injection d'une faible solution astringente.

Dans d'autres cas, il est nécessaire de dilater la trompe à l'aide de bougies, que l'on peut enduire de pommades résolutives. Comme le catarrhe de la trompe est souvent sous la dépendance d'un état catarrhal de la muqueuse pharyngienne, il est indispensable de procéder au traitement de ce dernier. Sans que l'on ait agi directement sur l'affection tubaire, on verra le plus souvent cette dernière s'améliorer et disparaître en même temps que l'état catarrhal de la muqueuse pharyngienne.

MALADIES DE L'APPAREIL MUSCULAIRE DE LA TROMPE.

L'intégrité fonctionnelle des muscles qui agissent sur la trompe est indispensable au fonctionnement régulier de ce canal, et par suite, à celui de l'appareil auditif.

PARÉSIE ET PARALYSIE. La paralysie des muscles du pharynx peut être consécutive à une affection grave comme la diphtérie, la scarlatine. La parésie, beaucoup plus fréquente, résulte le plus souvent d'un état catarrhal prolongé de la muqueuse pharyngienne à la suite duquel les muscles ont subi plus ou moins complétement la dégénérescence graisseuse. Les névroses du trijumeau, du facial, du grand sympathique, du glosso-pharyngien et du spinal peuvent donner lieu à la même altération.

Lorsque cette parésie existe, le malade se fatigue très vite quand il chante ou parle ; il ne peut faire plusieurs mouvements consécutifs de déglutition à sec ; quand il boit, il arrive souvent que le liquide pénètre en partie dans le larynx, *qu'il avale* de travers.

Du côté de l'oreille, les symptômes sont ceux d'une obstruction de la trompe, d'une ventilation insuffisante de la caisse, phénomènes que nous avons déjà décrits.

Le traitement doit être dirigé suivant les cas, contre l'état constitutionnel, contre l'affection du système nerveux ou contre l'état catarrhal du pharynx. L'électrisation, un pôle appliqué sur la région latérale du cou, l'autre sur les parois du pharynx, sera le complément obligé de ce traitement.

Spasme. — Les muscles tubaires et principalement le tenseur du voile du palais sont quelquefois le siège de contractions spasmodiques, accompagnées d'un bruit de claquement dans l'oreille, perceptible par le malade et par le médecin. Ce bruit, rapporté par le malade à l'oreille, siège à l'ouverture pharyngienne de la trompe. Beaucoup de personnes peuvent le provoquer à volonté et on a considéré longtemps ce bruit comme le résultat de la contraction volontaire du muscle tenseur du tympan. Il est certain qu'il se produit dans ces cas des mouvements de la membrane du tympan isochrones aux contractions musculaires, mais ces mouvements peuvent être dus à des tiraillements exercés sur le muscle tenseur pendant les mouvements que subit la trompe, aussi bien qu'à des contractions actives du petit muscle. On a cependant observé des contractures isolées du muscle interne du marteau. L'examen du pharynx fait reconnaître le siège de cette lésion.

Le traitement consiste dans l'électrisation par les courants continus des muscles atteints de contractions spasmodiques.

CHAPITRE X

Maladies de la caisse du tympan

Il règne encore une certaine obscurité dans la classification des maladies de la caisse du tympan. Si, par exemple, on envisage ses inflammations au point de vue des produits de sécrétion, on peut admettre une otite moyenne à forme franchement purulente, une otite muqueuse et une otite séreuse. Rarement ces formes seront pures ; les sécrétions muqueuses ou séreuses seront souvent mélangées de pus. Il semble que la nature plus ou moins purulente de la sécrétion dépende surtout de la violence de l'inflammation plutôt que de sa nature.

L'étiologie ne nous donne aucune base de classification, il faudrait diviser à l'infini les otites ; rubéolique, varioleuse, scarlatineuse, rhumatismale, etc.

Les altérations anatomiques de la caisse enflammée ne nous fournissent également pas de base suffisamment précise pour établir une classification rationnelle. En général les variations des lésions anatomiques ne consistent que dans les degrés plus ou moins élevés de l'inflammation : la simple hypérémie à la base, l'otite purulente suraiguë au sommet.

Les diversités de forme que l'on observe dans l'otite moyenne non traumatique, leur degré de gravité semblent subordonnés à l'état général temporaire ou permanent du malade ; plus les conditions de santé générale sont mauvaises, plus l'otite a de tendance à la forme franchement suppurative. Il en est ainsi de celles qui surviennent dans le cours ou pendant la convalescence des pyrexies. Dans la diphtérie, la scarlatine, la fièvre typhoïde, la pneumonie, l'otite est généralement purulente, tandis que dans la rougeole, elle est le plus souvent simplement muqueuse.

En attendant que les progrès de la science permettent un diagnostic plus précis, nous envisagerons les inflammations de la caisse dans leur ensemble, en distinguant, autant qu'il est possible aujourd'hui, les diverses formes qui présentent des différences anatomiques ou cliniques suffisamment tranchées.

Anatomie pathologique. Hypérémie. — L'hypérémie simple de la muqueuse de la caisse est extrêmement fréquente. On peut distinguer : 1° les hypérémies passives dépendant d'une stase veineuse, dans les affections du cœur et des voies respiratoires, de stases plus localisées au pharynx, aux méninges ; 2° celles qui résultent d'une ventilation insuffisante de la caisse et par suite d'une diminution de pression locale, hypérémies *ex vacuo* ; 3° les hypérémies actives dues à une irritation de la muqueuse de la caisse ; 4° les hypérémies nerveuses, résultant d'un trouble de l'innervation des vaisseaux de l'oreille. Toutes ces hypérémies se produisent bien plus facilement pendant le jeune âge, la muqueuse de la caisse présentant à cette époque une vascularisation normale beaucoup plus intense. Elles sont généralement de nature veineuse comme le réseau capillaire de la muqueuse, et sont souvent suivies de petites ecchymoses.

Les hypérémies de la caisse, quand elles sont très intenses, ou bien quand il existe une altération du sang, comme dans les pyrexies, une altération des vaisseaux, un trouble circulatoire, comme dans les affections du cœur, la maladie de Bright, le diabète, peuvent être suivies d'exsudations sanguines interstitielles ou de véritables hémorragies de la cavité tympanique.

Inflammation. — Elle peut se borner à la couche superficielle de la muqueuse et prendre la forme purement catarrhale, muqueuse ou séreuse. Quand les couches sous-jacentes à l'épithélium muqueux y prennent part, le liquide sécrété prend plus ou moins le caractère purulent. On observe donc toute une série de degrés dans l'inflammation de la caisse du tympan, depuis la simple hypérémie, accompagnée d'exsudation jusqu'à l'inflammation purulente la plus intense. Les produits de sécrétion seront donc tantôt muqueux, tantôt séreux, tantôt franchement purulents, enfin séreux ou muqueux, avec un mélange en proportions plus ou moins considérables de globules purulents. Dans la forme muco-séreuse, les altérations de la membrane consistent en hypérémie, gonflement et infiltration séreuse du tissu conjonctif sous-épithélial, accompagnées d'un développement plus ou moins considérable de cellules lymphatiques. Le gonflement de la muqueuse peut être général et la membrane prend un développement tel qu'elle remplit toute la cavité tympanique et que partout ses différentes faces se trouvent accolées entre elles. D'autres fois le gonflement est limité en un ou plusieurs points. Dans cette otite partielle, c'est la partie de la muqueuse qui recouvre le promontoire qui est le plus habituellement le siège de l'hyperplasie : condition fâcheuse, car cette paroi renferme les organes les plus importants de la caisse. Le liquide épanché, épais, filant, tantôt clair, tantôt troublé par son mélange avec des globules de pus, ou des globules sanguins, remplit l'espace que le gonflement de la muqueuse a pu laisser libre.

Dans la forme *séreuse*, plus rare que la précédente,

la muqueuse hypérémiée ne prend pas ce développement hypertrophique. Le gonflement assez léger qu'elle présente est dû à une simple infiltration de la couche sous-épithéliale sans production de cellules lymphatiques. Le liquide épanché dans la cavité est d'un jaune citron clair. Cette forme d'épanchement semble surtout se produire dans les cas d'hypérémie *ex-vacuo*.

Inflammation purulente. — La muqueuse enflammée est très rouge, épaissie, souvent ulcérée ; généralement on observe des hémorragies sous-muqueuses, accompagnées de l'infiltration d'une grande quantité de corpusules lymphatiques. La membrane du tympan prend le plus souvent part à l'inflammation, se ramollit, et finit par se rompre, soit sous la pression de l'épanchement, soit par suite de sa destruction.

L'épanchement est franchement purulent dans les cas très intenses, et, dans d'autres cas, il est plus ou moins mélangé de mucus.

Altérations consécutives aux inflammations aiguës de la caisse. — Les altérations de la caisse et de la membrane du tympan, consécutives aux inflammations sont très variables et leur gravité au point de vue de la fonction auditive ne dépend pas toujours de l'intensité de cette inflammation.

Dans les cas suraïgus qui s'accompagnent d'ulcérations et de destruction partielle de la muqueuse tympanique, l'os sous-jacent peut être frappé de carie ou de nécrose. Les ulcérations deviennent le point de départ de végétations ou de polypes ; les osselets dénudés peuvent subir la nécrose, ou bien, détachés les uns des autres, ils peuvent être éliminés au dehors. La membrane du tympan subit toujours une nécrose partielle et devient le siège d'une perforation plus ou moins considérable. Les membranes de la fenêtre ronde et de la fenêtre ovale peuvent, aussi bien que le tympan, quoique bien plus rarement, être détruites et permettre à la suppuration d'envahir l'oreille interne et de fuser jusque dans la cavité encéphalique.

Quand l'inflammation est superficielle, muqueuse ou séreuse, le tympan, qui n'y participe que par sa couche muqueuse, ne subit pas d'altération destructive. Il peut être modifié dans sa courbure, par la pression de l'épanchement, mais jamais il ne se rompt, tant que l'inflammation ne prend pas le caractère purulent.

L'épanchement séreux ou muqueux peut se résorber plus ou moins, mais en laissant après lui des désordres qui peuvent entraver considérablement la fonction auditive. La membrane qui tapisse la caisse présente, comme les séreuses, une grande tendance aux processus adhésifs quand elle a été le siège d'un travail inflammatoire. Ces adhérences sont facilitées par les faibles dimensions de la cavité tympanique, par la présence de la chaîne des osselets, et par le gonflement si considérable de la muqueuse qui met en contact immédiat ses surfaces enflammées. On rencontre très souvent ces adhérences, soit sous forme de filaments, soit sous forme de petites membranes de nouvelle formation, en plus ou moins grand nombre. Elles s'étendent d'une paroi de la caisse à l'autre, d'une paroi à la membrane du tympan ou à la chaîne des osselets; du tympan aux osselets ou d'un osselet à l'autre. Elles prennent enfin les dispositions les plus variées. Elles peuvent succéder à un catarrhe léger, qui a passé à peu près inaperçu. Ces adhérences sont d'autant plus graves qu'elles gênent davantage le fonctionnement de la membrane du tympan et des osselets, surtout les mouvements de l'étrier dans la fenêtre ovale. L'ankylose de l'étrier est loin d'être rare, elle s'accompagne d'une surdité grave et de bourdonnements continus, dont le traitement est actuellement encore au-dessus des ressources de l'art.

Les adhérences peuvent à la longue subir diverses transformations telles que l'atrophie, la dégénérescence fibreuse, l'imprégnation calcaire et même l'ossification. Nous reviendrons plus loin sur cette question.

OTITE MOYENNE PHLEGMONEUSE AIGUE.

Causes. —Elle succède à un catarrhe simple qui, sous l'influence d'une cause nuisible, telle qu'un refroidissement, par exemple, prend la forme purulente.

Plus souvent elle vient compliquer une fièvre éruptive, principalement la scarlatine, la fièvre typhoïde. Elle n'est pas rare pendant les épidémies catarrhales et se présente assez fréquemment dans la pneumonie du sommet chez les enfants.

Elle peut être traumatique quand elle résulte de la pénétration dans la caisse de substances étrangères telles que des matières de vomisement, du sang, à la suite d'un violent épistaxis et surtout du tamponnement des fosses nasales postérieures; de l'eau, à la suite d'une douche nasale ou d'une injection faite dans un but thérapeutique. Des corps étrangers, pénétrant dans la caisse par le conduit auditif et à travers la membrane du tympan, peuvent également provoquer l'otite moyenne.

Le froid est une cause fréquente d'otite moyenne, surtout quand il agit directement sur la tête.

Enfin toutes les causes d'hypérémie de la muqueuse de la caisse que nous avons déjà signalées prédisposent au développement de l'otite purulente.

Il résulte de ces considérations que cette affection est beaucoup plus fréquente dans le jeune âge que dans l'âge adulte.

Symptômes subjectifs. — La symptomatologie de cette maladie est très obscure chez les jeunes en-

fants. Le plus souvent le diagnostic n'est porté
que lorsque apparaît un écoulement purulent par
l'oreille.

Cette difficulté de diagnostic ne résulte pas toutefois de ce que la symptomatologie de l'otite
moyenne aiguë n'est pas suffisamment bruyante,
mais du mélange des symptômes propres à cette
dernière avec ceux de la maladie primitive, et à leur
ressemblance avec des phénomènes cérébraux qui
peuvent aisément donner le change sur leur origine.

L'âge du malade est une autre cause de difficultés pour le diagnostic; trop jeune, il ne sait pas
rendre compte de ses sensations; plus âgé, l'état
d'abattement dans lequel le plonge la maladie lui
enlève en grande partie la conscience.

M. Gellé a bien décrit les symptômes de l'otite
aiguë chez les enfants.

« La maladie débute en général subitement,
l'enfant est pris d'une crise de douleur violente qui
dure plusieurs heures et est suivie d'un mouvement de calme ; s'il peut répondre, il localise la
douleur dans la tête. Dans les cas légers, ces crises
douloureuses sont le seul symptôme jusqu'à ce
que l'écoulement se présente, au bout de quatre
ou cinq jours. L'affection auriculaire a donc passé
jusque-là complètement inaperçue, et cela avec
d'autant plus de facilité que la douleur a pu être
rapportée à l'affection primitive. »

Dans des cas plus graves, les symptômes, tout

en étant plus prononcés, peuvent encore être complètement masqués.

L'otite catarrhale est une complication assez fréquente de la pneumonie du sommet. « Dans ces cas, dit Gellé, l'enfant est incapable de dire où il a mal; il a mal à la tête et au ventre. J'assiste le cinquième jour à une crise et l'idée d'une méningite me vient heurter l'esprit. L'enfant s'agite, sa face rougit, il cherche à sortir de son lit comme poussé par une peur, il crie, et ce sont bien des cris de souffrance, et sa figure exprime aussi la souffrance. »

« La voix de la mère le calme, il paraît s'assoupir ; quelques moments après, le paroxysme se répète, le petit malade se cramponne à sa mère comme dans la crainte de tomber, comme s'il était pris de vertige; il a peur; puis il pousse des plaintes, tantôt exprimant la peur, tantôt la douleur. »

Ce tableau est parfaitement vrai et tout médecin a eu l'occasion de l'observer, car ces cas sont loin d'être rares. Ajoutons que ces crises sont augmentées ou provoquées par l'éternuement, la toux, la mastication et la succion.

Ce qui caractérise donc l'otite moyenne aiguë, ce sont :

1° La douleur survenant par crises et débutant généralement la nuit.

2° L'apparence de peur, de vertige dont l'enfant paraît frappé.

Les douleurs s'expliquent par l'inflammation de la muqueuse de la caisse et surtout par l'inflammation et la compression de la membrane du tympan. Le vertige résulte de la compression des fenêtres ronde et ovale, compression transmise au labyrinthe qui se trouve en même temps plus ou moins hypérémié. L'enfant est d'autant plus le jouet des sensations subjectives de douleur, de vertige et de bourdonnements, que le délire le rend complètement insensible aux excitations du dehors.

Il n'est donc pas difficile de confondre les symptômes de l'otite avec ceux d'une méningite. Mais un observateur dont l'attention est éveillée sur une complication possible du côté des oreilles ne s'y trompera pas. Il se guidera sur l'absence de certains symptômes de la méningite, tels que la raideur de la nuque et la constipation et sur la marche de la maladie primitive. En effet, quand une otite vient compliquer une fièvre éruptive, une pneumonie, son invasion a lieu le plus souvent, non par un début de ces affections, mais pendant leur période de déclin. L'état de rémission auquel cette dernière est déjà arrivée tranche alors d'autant plus avec l'invasion des symptômes nouveaux.

Les mêmes difficultés de diagnostic peuvent se présenter chez l'adulte quand l'otite moyenne aiguë survient dans le cours d'une maladie grave, comme la fièvre typhoïde ou la scarlatine, par suite de l'état d'hébétude ou de délire dans lequel le malade est plongé.

Dans les autres conditions, l'otite débute par des douleurs violentes dans l'oreille, douleurs paroxystiques, plus violentes la nuit, par de la surdité, des bourdonnements, un état vertigineux quelquefois très accentué; par de la fièvre, qui présente le soir une recrudescence marquée.

Symptômes objectifs. — Si les symptômes subjectifs ont appelé l'attention du médecin du côté de l'oreille, il devra procéder à l'examen de cet organe. Ici, s'il s'agit d'un enfant, il ne manquera pas de rencontrer certaines difficultés. L'enfant se refusera le plus souvent à l'examen, non seulement pendant ses crises, mais aussi pendant les intervalles de calme relatif. Il faut alors agir par la persuasion, avec beaucoup de douceur et de patience, et se faire des complices des parents du petit malade, en leur faisant comprendre la nécessité de cet examen.

Chez les très jeunes enfants, avant l'âge de quatre à cinq ans, l'examen présentera, en outre, des difficultés techniques dont j'ai déjà parlé. Il faudra toujours se rappeler la disposition plus horizontale du tympan, son épaississement normal à cet âge, sa transparence moins grande, conditions qui rendent plus difficile le diagnostic d'une collection liquide en arrière de la membrane. Mais ce qui sera plus facile à constater, c'est l'injection des vaisseaux du tympan, surtout celle du lascis vasculaire qui accompagne le manche du marteau, et la saillie que formera la membrane refoulée au dehors par l'épanchement de la caisse. Ces signes joints aux symptômes subjectifs, à la coexistence d'une inflammation du pharynx ou des voies respiratoires, d'une fièvre éruptive, lui permettront de poser un diagnostic et d'annoncer un prochain écoulement par l'oreille.

Chez l'adulte, l'examen de l'oreille sera plus facile et donnera des notions plus précises sur l'état de la caisse.

Le tympan présentera dans toute son étendue une teinte rosée, ou rouge, due à l'injection de la couche muqueuse ; imbibée par l'épanchement, la membrane sera plus trouble, plus terne, quelquefois parsemée de petites ecchymoses.

Le manche du marteau n'est plus visible ; à s a place, on voit un réseau de vaisseaux fortement injectés.

A une période plus avancée de la maladie, l'épanchement cherche à se faire jour ; la partie postéro-supérieure de la membrane fait une légère saillie au dehors et présente une couleur jaunâtre. Cette saillie augmente jusqu'à ce que la rupture ait lieu et que le liquide s'échappe.

Quand la membrane du tympan a conservé sa transparence, il est quelquefois possible de reconnaître directement l'existence d'un épanchement dans la caisse. La partie inférieure du tympan est plus opaque, jusqu'à une ligne courbe qui indique le niveau du liquide épanché. Ce niveau se déplace à la suite des mouvements d'inclinaison de la tête du malade. Ce phénomène ne s'observe jamais dans les cas très aigus, dans lesquels le tympan est toujours plus ou moins enflammé et opaque.

L'otite moyenne ne se présente pas toujours avec l'acuité, avec le cortège de symptômes bruyants que je viens de décrire. Dans les cas subaigus, le malade peut n'éprouver, dans l'oreille, qu'une sensation de gêne douloureuse, de plénitude, sans douleur vive. Ou bien il accusera de temps en temps du mal de tête; il aura le soir un petit mouvement fébrile, et un coryza, une angine qui sont si souvent les précurseurs de cette forme d'otite pourront expliquer suffisamment ces phénomènes.

La surdité, qui n'est déjà pas complète du côté atteint, passera inaperçue, tant que l'affection sera unilatérale.

La maladie sera ici très facilement méconnue chez les enfants jusqu'au moment où apparaîtra un écoulement par l'oreille externe.

Si une inflammation de la caisse du tympan peut évoluer d'une manière à peu près silencieuse, il ne faut cependant pas lui attribuer tous les symptômes otiques qui peuvent se présenter dans le cours d'une angine. Cette dernière, en effet, et plus particulièrement l'amygdalite, s'accompagne souvent d'une douleur extrêmement violente dans l'oreille, sans qu'il existe de surdité et sans que l'examen objectif dénote le moindre signe d'inflammation. Cette douleur est d'ordre réflexe comme les otalgies qui compliquent si fréquemment la névralgie dentaire.

Diagnostic. — D'après ce que nous venons de voir, le diagnostic de l'otite aiguë n'est pas toujours facile, surtout quand elle survient chez un enfant déjà atteint d'une autre affection inflammatoire ou éruptive. Lorsque les symptômes sont très accusés, il sera d'autant plus facile de les confondre avec une complication méningée, que cette dernière sera plus fréquente dans la maladie primitive. Dans ces cas, le médecin devra se guider d'après la nature du délire, l'invasion brusque des symptômes nouveaux, leur fréquent manque de concordance avec la période à laquelle est arrivée l'affection première. Il devra tenir compte de l'absence habituelle de certains symptômes de la méningite, tels que la constipation et la raideur de la nuque. Dès qu'il y a doute, il faut procéder à l'examen de l'oreille à l'aide du spéculum. Si cet examen n'est pas possible ou ne donne pas des renseignements suffisants, il faudra avoir recours à une injection d'air, d'après le procédé de Politzer, à moins toutefois qu'un état inflammatoire intense de la gorge ne s'y oppose. L'auscultation de l'oreille, pratiquée pendant l'administration de la douche, donnera des indications précises sur l'existence d'un épanchement dans la caisse. Elle sera en outre suivie quelquefois d'un amendement dans les symptômes, du à l'évacuation, par la trompe d'Eustache, d'une partie de l'épanchement.

Marche, Durée, Complications. — La marche de la maladie est d'autant plus rapide qu'elle est plus intense. La perforation de la membrane a lieu généralement le quatrième ou le cinquième jour.

Les complications dont l'otite moyenne aiguë est susceptible sont nombreuses. En dehors de la preforation de la membrane du tympan, qui, dans les cas intenses, est la règle, les membranes qui ferment les fenêtres ronde et ovale peuvent également être détruites par l'ulcération ou par le ramollissement inflammatoire, aidés de la compression du pus qui alors fait irruption dans le labyrinthe et de là peut fuser jusque dans la cavité encéphalique. Nous verrons plus tard que d'autres altérations de la caisse peuvent succéder à son inflammation et se montrent encore plus fréquemment dans les suppurations chroniques de cette cavité.

Pronostic. — Le pronostic est toujours sérieux. La guérison, quand la maladie est bien traitée, est la règle, toutefois sous certaines réserves. L'état de débilité du malade, soit originelle, soit consécutive à la maladie que l'otite est venue compliquer, peut créer des obstacles à une guérison rapide. Il faut en outre tenir compte, au point de vue fonctionnel surtout, des altérations du labyrinthe qui ont pu accompagner l'inflammation de la caisse.

Traitement.— Au début, le traitement devra avoir pour objet de diminuer l'hypérémie de l'oreille ; autant que les forces le permettront, on appliquera, une ou plusieurs fois, des sangsues à l'apophyse mastoïde ; on prescrira des instillations émollientes, dans le conduit auditif, des fumigations autour du lit du malade ; on agira sur le tube digestif par quelques purgatifs salins, d'autant plus indiqués qu'il existe généralement un embarras des premières voies.

Je proscris l'opium dans cette affection, et pour atténuer les crises, il est préférable d'employer le bromure de potassium et le chloral.

La myringotomie, ou perforation artificielle de la membrane du tympan, est une opération que tout médecin doit savoir pratiquer et a sa place marquée dans la chirurgie usuelle. Dans le cas qui nous occupe, comme dans tous les cas où il s'agit de donner issue à une collection purulente, elle constitue le résolutif par excellence.

Elle est suivie d'un soulagement immédiat; le plus souvent, elle est peu ou point douloureuse.

Elle doit être exécutée de bonne heure, dès que l'existence d'un épanchement dans la caisse est constaté.

En elle-même cette opération ne présente pas de grandes difficultés et ne nécessite pas un grand appareil instrumental, une aiguille à cataracte peut très bien remplir le but.

Le point capital est de bien éclairer la membrane du tympan. Le lieu d'élection pour la perforation est la partie postérieure du tympan, la plus facile à atteindre et généralement le siège de la saillie formée par l'épanchement.

Chez l'enfant, cependant, l'opération est un peu plus difficile à bien exécuter que chez l'adulte. Il faut encore se rappeler la disposition plus horizontale de la membrane. Par suite, une fois qu'elle est piquée par l'aiguille, il ne suffit pas d'abaisser verticalement cette dernière pour agrandir l'incision ; dans ce mouvement, la pointe de l'aiguille sortirait presque immédiatement et l'incision serait insuffisante. Il faudra donc, tout en abaissant l'aiguille, continuer légèrement le mouvement de pénétration, ou mieux, pratiquer l'incision de bas en haut et un peu d'arrière en avant.

La perforation artificielle de la membrane du tympan doit être suivie d'une douche d'air destinée à chasser le liquide épanché dans la caisse, et d'une injection d'eau tiède légèrement salée, dans le conduit auditif. Dans les premiers temps, la douche et l'injection devront être renouvelées plusieurs fois par jour. Ce traitement suffit souvent pour amener la guérison de l'otite et la cicatrisation de la membrane du tympan. Mais quand le malade est fortement débilité, entaché de lymphatisme, l'affection se montre plus rebelle. Le traitement général devra alors venir en aide au traitement local. On augmentera l'efficacité de ce dernier par des instillations ou des insufflations astringentes administrées après les injections et dont on augmentera graduellement la dose.

INFLAMMATION SUPERFICIELLE AIGUE OU CATARRHALE DE LA CAISSE DU TYMPAN.

Etiologie. — Les mêmes causes qui produisent une inflammation suppurative de la caisse peuvent également donner lieu à une otite moyenne simple ou catarrhale. Nous avons suffisamment énuméré toutes ces causes pour n'avoir point à y revenir.

Symptômes subjectifs. — La douleur est moins violente que dans l'otite moyenne phlegmoneuse ; quand le catarrhe est franchement aigu, elle peut être assez violente, s'irradiant dans toute la moitié correspondante de la tête. Souvent elle est localisée par le malade en un point quelconque de la tête plutôt que dans l'oreille.

Comme en général le catarrhe aigu de la caisse est consécutif à une pharyngite, les mouvements de déglutition exaspèrent la douleur.

Dans la plupart des cas, le catarrhe ne présente pas cette acuité, et la douleur est à peu près nulle. Le malade éprouve seulement une sensation pénible de gêne, de plénitude dans l'oreille, de lourdeur dans le côté correspondant de la tête.

Il existe toujours de la surdité, des bourdonnements qui présentent une intensité très variable suivant les cas. Ces phénomènes sont dus à l'augmentation de la pression labyrinthique à laquelle peut se joindre un état hypérémique de l'oreille interne, à la gêne que le gonflement de la muqueuse et la présence de l'exsudat apportent dans les mouvements de la chaîne des osselets.

Symptômes objectifs. — L'aspect de la membrane du tympan est très variable selon le degré du catarrhe et suivant qu'il existe ou non un épanchement de la caisse. Le tympan présente, en général, une certaine injection vasculaire. Quand il n'existe pas d'exsudat, il peut être déprimé et laisser voir par transparence le fond rouge de la muqueuse qui recouvre le promontoire. Quand l'exsudat existe, le tympan est déprimé au dehors, la coloration est modifiée par celle de l'exsudat.

Il paraît généralement d'un gris terne ou jaune. Quand l'exsudat ne remplit pas complètement la caisse, l'aspect de la partie inférieure de la membrane tranche nettement avec celui de sa partie supérieure ; ces deux parties sont séparées par la ligne de niveau de l'épanchement, ligne qu'on peut faire varier en inclinant la tête du malade en divers sens. Si on administre une douche d'air, qui produit des bulles dans le liquide épanché, ces bulles paraissent à travers la membrane tympanique sous la forme de taches noires. En même temps la ligne de niveau a disparu. Peu à peu on la voit se reformer à la partie inférieure du tympan, et les bulles disparaissent l'une après l'autre.

Les malades accusent quelquefois, quand il existe un épanchement mobile dans la caisse, une sensation de flot, dû au déplacement du liquide pendant les mouvements de la tête.

Marche, durée. — Cette affection présente une grande tendance à passer à l'état chronique. Il peut bien arriver qu'un catarrhe aigu subisse une régression spontanée, que l'épanchement se résorbe, mais il reste alors une prédisposition très prononcée au retour de la maladie, ce qui semble indiquer que la guérison n'a pas été complète et qu'il subsiste un certain degré d'hypérémie de la muqueuse.

Le catarrhe de la caisse se trouvant très souvent sous la dépendance d'un catarrhe du pharynx, ne saurait présenter une grande tendance 'à la guérison spontanée tant que la muqueuse pharyngienne n'a pas été modifiée. Aussi peut-on dire que d'une manière générale, cette affection tend à passer à l'état chronique.

Traitement. — Il doit s'adresser simultanément à l'altération de la caisse et à celle de la muqueuse naso-pharyngienne. Il n'est pas possible d'obtenir une guérison durable si on ne parvient à guérir en même temps le catarrhe pharyngé. Contre le catarrhe tympanique on emploiera les douches d'air. Ces dernières agissent : en produisant une sorte de massage sur les surfaces engorgées ; en étalant l'exsudat sur une plus grande surface, ce qui favorise sa résorption ; en expulsant une partie de cet exsudat par le canal de la trompe. Si les douches simples ne suffisent pas, on peut administrer des douches de vapeurs chaudes d'eau pure ou chargée de principes médicamenteux émollients ou aromatiques, de vapeurs de chlorhydrate d'ammoniaque.

Weber-Liel a proposé de faire l'aspiration de l'exsudation à l'aide de petits cathéters en gomme qu'il fait pénétrer à travers la sonde jusque dans la caisse. Cette méthode peut être employée avec succès quand la trompe ne participe pas à l'inflammation de la caisse ; elle abrège beaucoup la durée du traitement.

La *paracentèse* de la membrane du tympan nous paraît préférable à la méthode de Weber-Liel. D'une exécution facile, en général peu douloureuse, ses effets sont bien plus certains. Schwartze, qui l'a beaucoup préconisée, conseille, dans les cas où le liquide épanché est visqueux, de faire une incision suffisante pour en obtenir une évacuation rapide. L'opération doit être suivie d'une douche d'air. La réaction qui la suit est généralement insignifiante.

Le malade atteint d'un catarrhe aigü de la caisse doit garder la chambre, la tête modérément couverte ; éviter le froid, tout travail intellectuel, et suivre un régime doux. Il existe souvent un état saburral des premières voies qu'il faut combattre à l'aide de purgatifs salins.

CATARRHE CHRONIQUE DE LA CAISSE.

Le catarrhe chronique de la caisse succède souvent au catarrhe aigu. Dans d'autres cas, il est chronique d'emblée et présente une marche fort lente et insidieuse. Il se complique presque toujours d'un catarrhe de la trompe d'Eustache et du pharynx.

Anatomie pathologique. — Le catarrhe chronique présente deux formes : 1° une forme hypertrophique, humide ; 2° une forme atrophique, sèche ou scléreuse.

Les altérations anatomiques de la forme hypertrophique diffèrent peu de celles du catarrhe aigu. On trouve le même gonflement de la muqueuse et un épanchement qui, en général, est cependant moins abondant que dans l'état aigu. L'hypertrophie muqueuse varie beaucoup dans son intensité et dans son étendue; souvent elle est localisée à la paroi interne. Les brides fibreuses, les fausses membranes donnant lieu à des adhérences anormales sont très fréquentes.

La forme atrophique ou scléreuse se caractérise, au contraire, par la pâleur et la sécheresse de la muqueuse, la rareté des vaisseaux. On ne saurait dire si cette forme est primitive ou caractérise une période plus avancée du catarrhe hypertrophique.

Étiologie. — Les mêmes causes qui donnent lieu au catarrhe aigu peuvent provoquer également un catarrhe chronique. Cette affection se rencontre assez souvent à l'état héréditaire dans certaines familles, ce qui peut s'expliquer par une prédisposition à l'angine chronique. Trœltsch croit qu'une étroitesse congénitale de la cavité tympanique peut être une cause prédisposante de la surdité en favorisant la formation de synéchies et d'adhérences. Quoi qu'il en soit, l'hérédité est un facteur important dans l'étiologie du catarrhe chronique.

Symptômes subjectifs. — Les deux phénomènes dominants sont la surdité et les bourdonnements. En général, cependant, ces deux symptômes ne présentent entre eux aucune corrélation. Souvent les bourdonnements sont tellement intenses que le malade croit qu'ils font seuls obstacle à une audition parfaite. Dans d'autres cas la surdité est très prononcée et le malade est peu tourmenté par les bruits ; enfin la surdité peut être très avancée et s'accompagner en même temps de bruits qui enlèvent tout repos au malade. On ne peut, dans l'état actuel de nos connaissances, expliquer ces variations et ces divergences. Le catarrhe chronique de la caisse est une dénomination très vague qui englobe un grand nombre d'états pathologiques de la caisse que l'avenir permettra de démêler.

Le vertige est fréquent, et survient d'une manière intermittente : il est probable qu'il dépend plutôt d'une altération consécutive de l'oreille interne que de l'affection de la caisse.

La surdité et les bruits sont influencés par diverses circonstances de la vie journalière. Certains malades ne peuvent se livrer à un travail intellectuel sans voir survenir très rapidement une très grande fatigue et une aggravation de leur état.

Chez d'autres, les exercices corporels violents, tels que l'équitation, les armes, produisent le même effet ; d'autres en obtiennent un soulagement marqué.

Les malades entendent mieux ou moins bien le matin, à jeun ou après le repas.

En général les temps humides sont très défavorables ; les bruits intenses sont souvent très mal supportés par les malades.

Symptômes objectifs. — L'aspect de la membrane tympanique est très variable. En dehors des modifications que peuvent imprimer à cet aspect la variabilité de l'état de la muqueuse tympanique, la membrane a subi le plus souvent des altérations de texture par suite de changements dans sa nutrition. Souvent elle paraît très altérée dans des cas où la fonction est moins compromise que dans d'autres où elle présente une apparence à peu près normale. Ainsi tantôt elle présente un aspect d'un gris blanc opaque, uniforme, tantôt elle a conservé toute sa transparence.

En général, la membrane du tympan est plus ou moins déprimée, le manche du marteau présente une disposition plus horizontale, l'apophyse externe est plus saillante ; on voit des plissements, des cassures qui correspondent aux limites des parties déprimées. Cette dépression peut être due à l'insuffisance de la ventilation de la caisse, mais elle peut également être produite par des brides, des adhérences et par la rétraction du muscle interne du marteau. Ces caractères ne permettent pas de préjuger du degré d'affaiblissement foncti onnel.

Auscultation. — Elle permet de constáter la perméabilité de la trompe, la présence ou l'absence d'exsudat dans la caisse, mais les signes qu'elle fournit n'aident pas beaucoup à la précision du diagnostic. Ce dernier reste donc toujours très obscur quant au siège des altérations de la caisse et à la cause précise des troubles fonctionnels.

Pronostic. — Un diagnostic aussi conjectural ne permet qu'un pronostic hésitant. Quand même l'état catarrhal de la caisse est bien établi, nous ne pouvons prévoir quel sera le résultat de nos tentatives thérapeutiques. Il y a des cas où les troubles fonctionnels sont très prononcés et où la guérison s'obtient avec une assez grande rapidité. Dans d'autres cas, qui paraissent moins graves, ces résultats sont complètement nuls. La durée déjà longue de la maladie est en général défavorable.

Un des signes pronostics les plus favorables, c'est la conservation de l'audition pour la voix à un degré égal ou supérieur à celui de l'audition des bruits ou des sons musicaux. Quand le malade entend au contraire relativement moins bien la voix que les bruits, il y a peu d'espoir d'amélioration.

L'effet des premiers essais de traitement exerce une certaine influence sur le pronostic. Si les premières douches sont suivies d'une amélioration, on peut espérer davantage encore de la continuation du traitement. Il m'est arrivé cependant d'obtenir, après une première douche, une amélioration passagère qui ne s'est ensuite plus reproduite. De même, quand on n'obtient pas de résultat au début du traitement, il peut, par la suite se présenter une amélioration relativement rapide.

Traitement. — Le traitement devra s'adresser à la cause du catarrhe quand ce dernier est sous la dépendance d'un état catarrhal du pharynx. Mais plus le catarrhe de l'oreille est ancien et avancé, plus il est devenu autonome et moins on n'a à espérer de résultat favorable de la disparition de l'affection du pharynx. Néanmoins ce traitement devra toujours être poursuivi avec persévérance.

Le malade devra être dans de bonnes conditions hygiéniques, séjourner dans un air pur, de préférence à la campagne et dans un site un peu élevé. Le séjour des grandes villes où l'air est confiné, chargé de poussières de toute nature est très nuisible. Il devra éviter les veilles, les travaux intellectuels excessifs, les refroidissements et les écarts de régime.

Le traitement local consiste dans l'administration de la douche d'air qui répond à de nombreuses
indications : 1° elle rétablit la perméabilité de la
trompe, insuffisante dans un grand nombre de cas ;
2° elle diminue l'état congestif de la caisse, favorise la résorption ou l'évacuation de l'exsudat qui
peut s'y trouver ; 3° elle tend à rendre à la
membrane du tympan déprimée sa disposition
normale ; 4° elle rend plus de mobilité à la chaîne
des osselets ; 5° elle chasse les exsudats liquides qui
peuvent obstruer les fenêtres labyrinthiques ; 6°,
elle peut suffire à rompre des brides fibreuses ;
7° enfin le refoulement de la membrane du tympan
au dehors fait sortir la base de l'étrier de la fenêtre
ovale, et diminue la pression qu'elle exerce sur le
liquide labyrinthique.

Mais il existe souvent des lésions qui résistent
à la douche d'air ; telles sont : une rigidité de la
membrane du tympan, une ankylose de la chaîne
des osselets, une rigidité des fenêtres labyrinthiques, des brides, des adhérences trop résistantes,
une rétraction du muscle tenseur du tympan.

Dans le but d'exercer une action sur ces diverses
altérations, plutôt préjugées que nettement dia-
gnostiquées, on a recours à des insufflations de
vapeurs médicamenteuses : Les plus usitées sont
les vapeurs de chlorhydrate d'ammoniaque, d'iode,
d'éther acétique, de térébenthine. On a employé
des injections liquides dans la la caisse, astrin-

gentes ou résolutives : carbonate de soude, de 0 gr. 3 à 1 gr. pour 30 gr. d'eau distillée ; chlorure de sodium plus irritant, de 0 gr. 5 à 1 gr. pour 30 gr.; iodure de potassium, 0 gr. 05 p. 30 gr. ; sulfate de cuivre, 0 gr. 1 p. 30 gr. sulfate de zinc, 0 gr. 2; nitrate d'argent, 0 gr. 1 ; chlorhydrate d'ammoniaque 0 gr. 3 ; hydrate de chloral, 0 gr. 2, toujours pour 30 gr. d'eau distillée. Les résultats que l'on a obtenus de ces tentatives sont variables et, d'une manière générale, assez peu satisfaisants, eu égard aux dangers qu'elles présentent.

En présence de l'insuffisance des moyens précédents, on a eu recours à des méthodes chirurgicales qui sont : 1° l'aspiration de l'épanchement de la caisse ; 2° la perforation de la membrane du ympan ; 3° la section des brides fibreuses ; 4° la section du tendon du muscle interne du marteau; 5° enfin la mobilisation de l'étrier.

Aspiration de l'épanchement. — Quand il existe un épanchement dans la caisse du tympan et que sa résorption ne se fait pas sous l'influence des moyens dont nous venons de parler, il faut procéder à son évacuation. Cette évacuation peut se faire par la trompe d'Eustache ou par le conduit auditif externe. Weber-Liel a inventé dans ce but des petites sondes, munies d'un œillet latéral, d'un diamètre de 1 à 1 1/2 millimètre au plus, que l'on peut faire pénétrer par la sonde jusque dans la caisse du tympan. Voici comment l'auteur procède : Après s'être assuré, à l'aide de l'otoscope, pendant qu'il fait une injection d'air, que la sonde est bien placée, il fait pénétrer dans la trompe une bougie fine et préalablement huilée. Cette bougie qui doit séjourner quelques minutes dans la trompe a pour but de la dilater. Il la retire et la remplace par la sonde qu'il fait pénétrer jusque dans la caisse, afin de s'assurer que l'œillet de la sonde n'est pas bouché par des mucosités qui peuvent séjourner dans la trompe.

Perforation de la membrane du tympan ou myringotomie. — Les indications de la perforation de la membranedu tympan sont dans l'otite moyenne chronique :

1° La présence d'une collection liquide dans la caisse, et dont on n'a pu obtenir la résorption à l'aide de la douche.

2° Quand il existe un épaississement, une dégénérescence de la membrane accompagnée d'une grande rigidité. Les ondes sonores, passant par l'ouverture de la membrane perforée, vont mettre directement en vibration l'air de la caisse et les membranes des fenêtres labyrinthiques.

3° Quand il existe une obstruction invincible de la trompe d'Eustache.

4° La perforation a encore pour but de permettre l'introduction dans la cavité de la caisse des instruments avec lesquels on se propose de sectionner des adhérences ou le tendon du muscle interne du marteau (Gruber. Weber-Liel), ou bien de rendre à l'étrier ankylosé sa mobilité normale (Kessel).

Procédés opératoires. — On a généralement renoncé aux instruments compliqués connus sous le nom de perforateurs. On se sert de préférence d'un petit bistouri en forme de lance et qui est fixé sur un manche coudé.

Ponction et incision. — Quand on donne issue à une collection liquide de la caisse, le lieu d'élection de l'incision est le quart postéro-inférieur. On fait en général une incision de 3mm. Si elle est trop petite, le liquide quand il est épais et filant ne traverse pas l'ouverture. Il est bon alors de faire une incision en T.

Myringodectomie. — Quand on veut obtenir une perforation permanente de la membrane du tympan, une simple incision ne suffit pas, et il faut arriver à détruire une partie de la membrane. Encore le résultat n'a-t-il pu être atteint jusqu'ici d'une manière satisfaisante, quel que soit le procédé employé ; l'opérateur se heurte à la force de régénération du tympan, force que les altérations si fréquentes de cette membrane, telles que l'atrophie, l'épaississement, ne semblent nullement diminuer. Malgré tous les efforts, l'ouverture artificielle finit par se cicatriser après un temps plus ou moins long.

L'opération qui consiste à détruire une partie

de la membrane du tympan, prend le nom de
myringodectomie et peut être exécuté de diverses
manières. Le procédé par *incision* consiste à circonscrire avec le bistouri, à l'aide d'incisions
multiples, un espace triangulaire ou ovalaire.
Tous les procédés par incision présentent de grandes difficultés techniques. En effet, lorsqu'on arrive à la fin de l'opération, il faut saisir le petit
lambeau avec des pinces ; on se trouve ainsi avoir,
dans un espace aussi restreint que le conduit auditif, simultanément deux instruments, ce qui complique d'une manière fâcheuse le manuel opéra-
toire. Pour obvier à cette difficulté, Troeltsch conseille de circonscrire un lambeau triangulaire à
l'aide de deux incisions en V et de faire adhérer
ce lambeau en un point du conduit, préalablement
avivé, contre lequel on le comprime pendant quelque temps, le procédé ne paraît pas avoir donné
de brillants résultats. Miot, se basant sur cette remarque que les perforations qui sont bordées par
des parois osseuses se cicatrisent plus difficilement,
conseille de tailler le lambeau en rasant, par une
des incisions, le manche du marteau ; mais il
n'indique pas s'il a obtenu, avec ce procédé, des
résultats plus durables.

Les *caustiques* ont été employés depuis longtemps. Ménière employait un crayon de nitrate
d'argent, taillé en pointe ; Bonnafont se sert de la
pâte de Vienne qu'il porte sur la membrane à l'aide

d'un petit appareil spécial. Ces cautérisations sont fort douloureuses. Voltolini a le premier employé la *galvanocaustique* pour la perforation de la membrane du tympan, et nous n'hésitons pas à donner la préférence à ce procédé. Il est d'une exécution facile, rapide, presque sans douleur, et provoque moins de réaction consécutive que tous les autres procédés. Mais il est indispensable de prendre des précautions minutieuses pour éviter que le galvano-cautère ne pénètre trop profondément et n'atteigne la paroi interne de la caisse. Le cautère traverse la membrane du tympan avec une telle facilité que l'opérateur n'éprouve aucune sensation de résistance et ne peut juger du moment où il a atteint son but. Aussi avons-nous établi sur notre cautère un curseur, muni d'une tige perpendiculaire à son axe, large de deux centimètres et qui, allant heurter contre les bords du spéculum, empêche de pénétrer trop loin. On introduit le spéculum aussi profondément que possible, autant pour assurer sa fixité que pour protéger les parois du conduit; puis on introduit le cautère froid jusqu'au contact avec la membrane du tympan; on fait glisser le curseur jusqu'à ce que la tige vienne toucher le spéculum. On peut alors retirer le cautère, le chauffer à blanc et le porter rapidement sur la membrane, sans crainte d'aller trop loin. Un simple contact instantané du cautère avec la membrane suffit, en effet, pour produire la perforation, et l'opération consiste en un rapide mouvement de va-et-vient qui ne dure pas deux secondes. Le plus souvent le malade déclare n'avoir éprouvé aucune douleur.

Après la perforation du tympan, par n'importe quel procédé, il faut remplir le conduit avec du coton salycilé et prescrire au malade un ou deux jours de repos à la chambre.

Le nombre des malades qui éprouvent une amélioration de l'ouïe et surtout une grande diminution des bourdonnements à la suite de la perforation du tympan, est assez considérable. La proportion serait encore plus élevée si les indications de cette opération étaient plus précises et si elle n'était souvent tentée d'une façon tout à fait empirique et comme dernière ressource. Notons que cet empirisme n'a rien de blâmable en face de l'innocuité de cette opération quand elle est bien exécutée. Mais, dans les cas heureux, le malade perd rapidement le bénéfice qu'il en a retiré par suite de la cicatrisation de la perforation.

Bonnafont et Politzer ont essayé de maintenir la perforation en y plaçant un petit œillet en métal ou en caoutchouc ; mais la membrane du tympan ne supporte pas la présence de ce corps étranger. Au bout de quelques jours les bords de l'ouverture suppurent et l'œillet tombe. En désespoir de cause, il faut chercher à maintenir la perforation ouverte le plus longtemps possible en y introduisant de temps en temps des mandrins à plusieurs reprises différentes, et en exerçant avec eux une sorte de frottement sur les bords de l'ouverture. Après la cicatrisation, il arrive quelquefois que l'amélioration se maintienne néanmoins, le peu d'épaisseur de la cicatrice permettant la transmission des vibrations. Dans le cas contraire, il faut procéder à une nouvelle opération.

Quand il s'agit de faire la section du tendon du muscle interne du marteau, l'incision doit partir de la saillie de l'apophyse externe du marteau et descendre de 3 mm. plus bas en longeant le manche du marteau. Une seconde incision perpendiculaire à la première facilite beaucoup l'introduction des instruments. Pour sectionner le tendon, on peut se servir de l'instrument de Weber-Liel ou d'un petit bistouri dont l'extrémité est coudée et dont le tranchant regarde en bas. Il faut naturellement un instrument pour chaque oreille. Le même bistouri peut servir à sectionner des brides et des adhérences. Le lieu d'élection de l'incision, dans ce dernier cas, varie selon le siège de ces brides.

Mobilisation de l'étrier. — Si l'on veut atteindre l'étrier, dans le but de constater ou d'augmenter sa mobilité, il faut tailler un lambeau assez grand dans le quart postéro-supérieur, en se rapprochant le plus possible de la circonférence de la membrane du tympan. On touche la tête de l'étrier très légèrement avec un stylet. Il faut agir avec une grande douceur et s'aider d'un bon éclairage. Si l'étrier est mobile, cet attouchement provoque des bourdonnements et un vertige quelquefois très intense. S'il est rigide, ces sensations sont moins prononcées et même elles ne se présentent pas quand il est complètement ankylosé. Pour détruire une ankylose complète, Kessel a fait la circoncision de la base de cet osselet et a réussi. Quand il n'existe que de la rigidité, on peut rendre plus de mobilité à l'étrier en imprimant de petits mouvements de bas en haut à la tête de l'osselet.

CHAPITRE XI

Maladies de l'apophyse mastoïde

Nous n'envisagerons les maladies de l'apophyse mastoïde que dans leurs rapports avec les maladies de l'oreille externe ou moyenne.

Les inflammations de ces dernières s'étendent fréquemment à la cavité mastoïdienne. Par suite de la disposition anfractueuse des cellules, de l'étroitesse de leur communication avec la caisse, augmentée encore par le gonflement de la muqueuse, le pus trouve difficilement une issue vers le dehors, et l'os sous-jacent s'altère ; la maladie s'étend vers les sinus ou vers les enveloppes cérébrales, donnant lieu à des accidents redoutables, souvent mortels.

Les affections mastoïdiennes sont bien plus fréquentes chez l'enfant que chez l'adulte.

PÉRIOSTITE EXTERNE.

Cette affection peut être primitive, se développant sous l'influence d'un traumatisme ou d'une constitution scrofuleuse. Elle est consécutive le plus souvent à une inflammation du conduit auditif externe, dont le périoste n'est que la continuation de celui de l'apophyse. D'après Buck, elle pourrait aussi se développer sous l'influence d'un bouchon cérumineux. Enfin, elle peut être produite par l'extension d'une inflammation profonde de l'apophyse jusqu'à la surface extérieure ; dans ces cas, l'altération de l'os est antérieure à la périostite et cette dernière se reproduit fréquemment.

Symptômes. — Les symptômes de la périostite sont une douleur vive accompagnée d'agitation, de fièvre et souvent de délire chez les enfants ; d'un gonflement œdémateux derrière l'oreille et s'étendant vers la région temporale, accompagné de rougeur et d'une grande sensibilité à la pression Même quand le pus est formé, il est rare que l'on perçoive une fluctuation nette. Toute la région présente un empâtement diffus. Le sillon qui sépare l'apophyse du pavillon est effacé. L'ouverture spontanée de l'abcès se fait très tardivement. Par cette ouverture, on peut faire pénétrer le liquide d'une injection dans le conduit auditif.

Traitement. — Il faut bien se rendre compte de la cause primitive du mal. Si la périostite est consécutive à une affection du conduit auditif externe, on trouvera sur les parois postérieure et supérieure de ce dernier du gonflement et de la sensibilité avec une certaine sensation d'empâtement. L'incision énergique de ces points tuméfiés sera, dans ce cas, le meilleur résolutif de la périostite, surtout quand elle est faite de bonne heure. Quand il n'existe pas de lésion du conduit, on aura recours aux applications de glace sur la région mastoïdienne, ou à une émission sanguine locale ; on fera ensuite, si la marche de l'inflammation paraît enrayée, des badigeonnages à la teinture d'iode ; quand ces moyens sont insuffisants, il faut pratiquer l'incision des parties tuméfiées de l'apophyse connue sous le nom d'*incision de Wilde,* sans attendre l'apparition de la fluctuation. Cette incision, à direction verticale, pratiquée à un centimètre en arrière du pavillon, devra avoir trois à quatre centimètres d'étendue et pénétrer en profondeur jusqu'à l'os.

INFLAMMATION DES CELLULES

Une inflammation de la cavité tympanique, de quelque nature qu'elle soit, peut s'étendre aux cellules mastoïdiennes. Dans le catarrhe simple aigu, les malades accusent souvent dans la région postauriculaire et dans le derrière de la tête une douleur qui peut être attribuée à cette complication. La peau de la région mastoïdienne devient quelquefois rouge, luisante, œdématiée, sensible, sans atteindre toutefois le gonflement que l'on observe dans la périostite. L'examen de l'oreille, qui fait reconnaître l'existence d'un épanchement dans la caisse, lève tous les doutes sur le diagnostic différentiel de ces deux affections.

Si dans le catarrhe simple aigu, l'inflammation des cellules mastoïdiennes est rare, il n'en est pas de même dans les inflammations suppuratives, aiguës ou chroniques, de l'oreille moyenne.

Les symptômes de cette complication sont assez obscurs à leur début quand elle se présente dans le cours d'une otite aigüe. Les douleurs, la fièvre, l'agitation, le délire peuvent aussi bien se rapporter à l'otite qu'à l'inflammation des cellules. Ce n'est que quand les signes locaux apparaissent que l'on peut porter un diagnostic. Ces symptômes locaux sont ceux de la périostite. L'inflammation s'est étendue de la muqueuse mastoïdienne aux parois osseuses des cellules et s'est propagée à la table externe de l'apophyse. Cette table, ramollie ou détruite par carie ou nécrose, permet au pus de venir se former en collection sous le périoste. Dès que cet abcès est ouvert, on peut, à l'aide d'un stylet, reconnaître que l'os sous-jacent est dénudé, rugueux, et pénétrer par un trajet fistuleux jusque dans les cellules.

Quand l'ouverture de l'abcès a été abandonnée à la nature, elle se fait très tardivement. Le périoste est décollé sur une vaste étendue et il se forme quelquefois des fusées purulentes vers les parties déclives, surtout le long de la gaine du muscle sterno-mastoïdien.

A ces phénomènes locaux viennent s'ajouter le plus souvent des phénomènes généraux graves, qui indiquent une extension de la maladie vers l'encéphale ; ces accidents peuvent se montrer dès le début d'une otite aiguë violente et ne point disparaître à la suite de la perforation de la membrane du tympan. Ils se montrent également dans les cas chroniques, quand la perforation du tympan existe depuis longtemps, même quand l'abcès mastoïdien est ouvert, que les symptômes locaux se sont déjà notablement amendés.

Ces accidents généraux sont de plusieurs ordres : 1° On observe des phénomènes cérébraux, agitation, délire, coma, principalement chez les enfants dont les cellules mastoïdiennes horizontales, seules développées, correspondent à la fosse cérébrale moyenne ; 2° chez l'adulte, des phénomènes de méningite et de thrombose des sinus, vomissements, convulsions, délire, coma ; 3° l'infection purulente, frisson, teinte ictérique de la peau, sueurs profuses.

Les phénomènes cérébraux sont dus à l'extension de la maladie au cerveau, aux méninges et à ses sinus, soit que la carie ait atteint la paroi interne de la caisse ou de la cavité mastoïdienne, soit que l'inflammation se soit propagée par l'intermédiaire des vaisseaux.

CARIE ET NÉCROSE.

Quand un abcès mastoïdien est ouvert, on trouve, avons-nous dit, un trajet fistuleux qui pénètre jusque dans la cavité des cellules; l'os sous-jacent est altéré; le plus souvent la carie et la nécrose se présentent côte à côte, la carie dans les cellules, la nécrose dans la table externe de l'os.

Pronostic. — Le pronostic de la suppuration des cellules est grave; la maladie, abandonnée à elle-même, se termine généralement par la mort, par suite de la rétention du pus et de sa décomposition dans une cavité anfractueuse et accessible à l'air; par suite, surtout, de l'extension de la carie à la cavité encéphalique.

Traitement. — Le traitement doit donc être énergique. Au début d'une otite muqueuse aiguë, dès que l'existence d'un épanchement dans la caisse est constaté, il faut recourir à l'incision de la membrane du tympan. L'évacuation du pus de la caisse est le meilleur moyen de prévenir les complications du côté des cellules mastoïdiennes. Si malgré la perforation du tympan, soit dans l'otite aiguë, soit dans l'otite chronique, il survient des symptômes dénotant l'inflammation des cellules, dès que l'apophyse rouge, œdématiée, douloureuse, il faut recourir aux applications froides et insister sur les émissions sanguines locales, autant que le permettra l'état général du malade. Si ces moyens, déjà appliqués contre l'otite, sont restés inefficaces, il ne faut pas tarder de pratiquer l'incision de Wilde; cette dernière opérera un dègorgement plus rapide. Mais, en raison de la situation centrale de la lésion, elle peut être insuffisante et il faut pénétrer jusque dans les cellules en pratiquant la *trépanation de l'apophyse mastoïde*.

Les indications de la trépanation sont : 1° l'existence d'une carie ou d'une nécrose des parties centrales de l'apophyse, donnant lieu à des périostites; 2° la rétention du pus dans les cellules qui se reconnaît à la persistance de la fétidité malgré l'existence d'une large perforation du tympan et des lavages suffisants de la cavité tympanique; 3° pour agrandir un trajet fistuleux existant, mais trop étroit, pour donner à la suppuration une issue suffisante ou permettre l'extraction d'un séquestre.

Le lieu d'élection de l'opération est important à

bien choisir. Quand l'apophyse est déjà entamée par la carie, c'est à ce point carié qu'il faut introduire l'instrument. Quand la surface externe de l'os est intacte, le lieu d'élection correspond au niveau du conduit auditif. L'incision sera pratiquée à un centimètre en arrière des attaches du pavillon et parallèlement à ces attaches ; on décolle le périoste et on le refoule en arrière, puis on attaque l'os en dirigeant l'instrument en avant, en bas et en dedans, afin d'éviter le sinus transverse ; on ne devra pas pénétrer en profondeur au delà de deux centimètres.

On peut se servir d'un petit trépan, d'un perforateur à vrille, comme celui de M. Garrigou-Désarènes, d'un ciseau creux, comme Schwartze.

Après l'opération, on pratiquera des injections avec de l'eau chargée d'un peu de carbonate de soude. Quand la membrane du tympan est perforée, ce qui est le plus souvent le cas, le liquide reflue par le conduit auditif. Il est bon alors de faire les irrigations alternativement par le conduit et par l'ouverture de l'apophyse. Quand la membrane du tympan n'est pas perforée, le liquide passe par la trompe d'Eustache. Dans ce cas, il faut prendre de grandes précautions. Si l'issue du liquide par la trompe ne se fait pas facilement, l'injection exercera une pression sur les parois de la caisse, principalement sur les membranes, ce qui pourrait donner lieu à des accidents graves : vertiges, syncope, maux de tête ; il est bon, en tout cas, de s'assurer de la perméabilité de la trompe. Il serait préférable même de faire les premières injections par la trompe afin d'éviter l'accident arrivé à Schwartze, qui a vu, dans un cas, ce canal s'oblitérer subitement, probablement par suite de la pénétration d'une esquille.

Si la trompe est imperméable et qu'il se produise des accidents de compression de la caisse sous l'influence des injections, il ne faudrait pas hésiter à agrandir l'ouverture de l'apophyse ou à pratiquer la perforation de la membrane du tympan.

CHAPITRE XII

Des suppurations chroniques de l'oreille et de leurs complications

On comprend sous le nom général d'otorrhée tous les écoulements chroniques de l'oreille, indépendamment des altérations matérielles si diverses qui peuvent exister dans le conduit auditif, sur la membrane du tympan ou dans la caisse.

L'otorrhée peut être externe, c'est-à-dire que la suppuration se trouve localisée dans le conduit auditif; mais le plus souvent le tympan ne reste pas exclu de cet état inflammatoire; elle peut dépendre d'une suppuration chronique de la caisse compliquée naturellement d'une perforation de la membrane du tympan, et d'une suppuration primitive ou consécutive du conduit au ditif. L'otorrhée est simple quand il n'y a pas d'autre altération que celles des parties molles en travail de suppuration. Mais il est rare qu'après une certaine durée, au moins, l'otorrhée ne donne lieu à

des lésions consécutives ou à des complications
qui sont : 1° La perforation de la membrane du
tympan et la suppuration secondaire de la caisse
quand la maladie a débuté par le conduit auditif;
2° des adhérences ; 3° des végétations polypeuses et
des polypes ; 4° des cholestéatômes ou tumeurs
perlées ; 5° des caries, des nécroses des osselets ou
des parois de la caisse et du conduit ; 6° la paralysie
faciale ; 7° des complications graves du côté de l'encéphale par extension de l'inflammation ; méningite, encéphalite, thrombose des sinus ; 8° des hémorragies graves par suite d'ulcération de veines
ou d'artères du voisinage ; 9° l'infection générale
de l'économie ; 10° l'extension de la maladie à
l'apophyse mastoïde.

OTORRHÉE SIMPLE.

Quand l'otorrhée est indemne de toute complication, les symptômes subjectifs sont peu prononcés. En général, il y a peu de douleurs, sauf
pendant les périodes d'exacerbation, assez fréquentes, provoquées le plus souvent par un refroidissement ou par la rétention des produits de
la suppuration.

La fièvre est absente, sauf pendant les mêmes
périodes d'exacerbation aiguë.

Les bourdonnements manquent le plus souvent.

La surdité est variable et pendant longtemps la

faculté auditive peut se conserver assez bonne. Dans d'autres cas, la surdité est très prononcée. Son degré dépend des altérations du tympan, de la chaîne des osselets, surtout de celles de l'étrier et de la fenêtre ovale. Elle peut dépendre aussi d'altérations qui se sont produites dans le labyrinthe pendant la période aiguë ou dans le cours ultérieur de la maladie.

Les symptômes objectifs sont d'une constatation facile. Ce qui domine, c'est l'écoulement purulent par l'oreille. La quantité de pus sécrété est très variable.

Peu abondante dans certains cas, la suppuration est souvent véritablement profuse chez les enfants lymphatiques, par exemple. Elle varie encore souvent chez le même malade, sous l'influence de causes mal déterminées, et augmente après les exacerbations aiguës.

Les caractères du pus sont également variables. Quand il est très abondant, il est en général plus séreux. Son odeur est tantôt fade, tantôt fétide, véritablement repoussante. Cette fétidité peut être indépendante de toute lésion locale, osseuse ou autre, car elle s'observe aussi bien quand il n'existe point de carie ni de nécrose ; elle dépend alors d'une disposition individuelle ou de la stagnation du pus dans une cavité accessible à l'air et présentant une température de près de 37°. Ce pus renferme toujours de nombreux vibrions.

A l'examen, après une injection d'eau tiède, le conduit et la surface du tympan offrent un aspect grisâtre, macéré. En divers points se voient des croûtes formées par du pus desséché; en les enlevant, on trouve une ulcération saignante. La peau du conduit saigne au moindre contact. Tantôt la lumière du conduit n'est pas autrement rétrécie, tantôt elle est plus ou moins diminuée par le gonflement du derme ; le méat est alors rouge et souvent excorié.

La membrane du tympan est épaissie, trouble, parsemée de stries rouges formées par les vaisseaux engorgés.

Pronostic. Durée.— Dans l'otorrhée externe simple, le pronostic est favorable. Mais il faut tenir compte de la durée quelquefois très longue de l'écoulement, malgré tous les traitements employés. On doit alors modifier l'état général du malade, qui est cause de cette résistance de l'otorrhée au traitement local.

PERFORATION DE LA MEMBRANE DU TYMPAN, ET SUPPURATION DE LA CAISSE

Les suppurations de la caisse sont primitives ou consécutives à une myringite ou à une otite externe. Quand cette dernière se prolonge, le tympan s'altère de plus en plus, finit par se perforer et la suppuration envahit la caisse. Le plus souvent cependant, l'otorrhée moyenne, ou de la caisse, est la suite d'une inflammation aiguë ou subaiguë de cette cavité.

La perforation de la membrane du tympan s'observe bien plus souvent chez l'enfant que chez l'adulte.

Symptômes. — Il n'y a pas à proprement parler de symptômes subjectifs spéciaux à la perforation du tympan. La surdité tient en partie aux altérations de la membrane, en partie à celles de la caisse. En général, il y a peu ou point de douleur, sauf pendant les exacerbations aiguës, dues à un refroidissement, à la rétention des produits de sécrétion, à un écart de régime ; elle peut atteindre alors un degré d'acuité considérable, s'accompagner de fièvre, de délire, de vomissements, enfin de tout le cortège des symptômes de l'otite moyenne aiguë.

Quand la perforation est petite, le pus trouve quelquefois, chez les enfants, une issue plus facile par la trompe d'Eustache. L'enfant se plaint alors d'un goût désagréable dans la bouche, surtout le matin, son haleine est fétide ; il a des nausées, des vomissements, un état saburral continu.

Les symptômes objectifs sont, en général, bien accusés. Quand la perforation est petite et que les rayons lumineux ne pénètrent pas jusque dans la caisse, elle se présente sous la forme d'une tache noire. Quand elle est plus grande, on peut voir une étendue plus ou moins considérable de la paroi interne de la caisse. Les dimensions des perforations sont très variables, et quelquefois toute la membrane est détruite, ce qui en reste est épaissi, présente un aspect grisâtre ou charnu, et est parsemé de stries vasculaires rouges. Les bords de la perforation sont quelquefois soudés à la paroi interne de la caisse.

La suppuration est variable; plus souvent fétide que dans l'otorrhée externe, parce qu'elle trouve plus difficilement son issue au dehors. Quand le malade se mouche, quand on lui administre une douche, l'air qui passe par la perforation fait entendre un bruit de sifflement quand la perforation est petite, un souffle large quand elle est étendue Ces bruits vous arrivent directement à l'oreille par l'otoscope et ils sont mêlés de gargouillements dus à la vibration des gouttelettes de pus qui, en même temps que l'air, s'échappent par l'ouverture de la membrane.

Pronostic. Durée. — Le pronostic de l'otorrhée moyenne est plus grave que celui de l'otorrhée externe. Les complications de toute nature sont bien plus fréquentes. L'altération fonctionnelle est plus grande, conséquence de lésions matérielles plus étendues et moins curables. Après la guérison de l'écoulement, la surdité persiste toujours à un certain degré.

La durée de l'otorrhée peut être en quelque sorte indéfinie. Chez l'adulte, on en a observé qui duraient depuis quarante et cinquante ans. Elle n'a aucune tendance à la guérison spontanée. Jusqu'à l'âge de trente ans, elle est très fréquente, mais on l'observe rarement à partir de l'âge de quarante ans. On peut se demander ce que deviennent les nombreux enfants et jeunes gens atteints d'otorrhée. Guérissent-ils spontanément avec les progrès de l'âge ? Cela me paraît douteux pour une maladie souvent si longue et si difficile à guérir, dont la guérison n'est jamais radicale et qui reste fatalement exposée à de fréquentes récidives. Les malades succombent-ils prématurément, et est-ce pour cette raison que l'otorrhée est rarement observée à un âge avancé ? Les nombreuses observations de terminaison fatale consécutivement à une otite chronique semblent faire croire que cette maladie est une cause assez active de mort prématurée.

Comment admettre, en effet, qu'une suppuration prolongée d'une cavité à parois osseuses, sièges si fréquents de carie, dont les anfractuosités retiennent le pus à une température favorable à la fermentation, en contact permanent avec l'air extérieur, si voisine de la cavité encéphalique, ne constitue pas un danger permanent pour l'organisme ?

POLYPES ET VÉGÉTATIONS POLYPEUSES

Les polypes et les végétations sont extrêmement fréquents dans les suppurations de la caisse. Les 9/10 des polypes prennent naissance dans cette cavité, les autres sur le tympan ou sur les parois du conduit auditif. Leur anatomie pathologique est encore assez obscure. Les végétations ne se distinguent des polypes que par des différences de volume et de développement. On peut les classer en trois ordres : Polypes muqueux, fibrômes et myxômes.

Les *polypes muqueux* sont ceux que l'on observe le plus fréquemment. Ils siègent sur la muqueuse de la caisse qui offre une grande tendance à la végétation. Wendt a décrit, sous le nom d'*hypertrophie polypeuse de la caisse*, une altération de sa muqueuse consistant dans la production de nombreuses granulations qui surviennent à la suite d'un catarrhe muqueux. Ces granulations, plus ou moins volumineuses, ont un pédicule mince ou large, et sont très vasculaires. Elles se forment aux dépens de la couche sous-épithéliale et sont constituées par un réseau de fibrilles conjonctives, englobant des corpuscules lymphatiques. Ces amas de corpuscules lymphatiques peuvent subir la régression graisseuse et donner lieu à de petits kystes. On y trouve aussi quelques épanchements sanguins plus ou moins anciens.

Les polypes muqueux ont la même constitution anatomique que ces granulations; mais plus développée, plus mûre. Les kystes y sont plus fréquents. On y trouve aussi des amas épithéliaux. Vers leur surface, les fibrilles du tissu conjonctif prennent une disposition plus parallèle, et les cellules lymphatiques font place à des cellules fusiformes et étalées. Cette surface est toujours parfaitement lisse et présente de petites papilles plates qui sont quelquefois très développées et donnent à la tumeur un aspect framboisé.

Le *fibrôme* se distingue par sa consistance et par l'absence de papilles. Il est formé d'un tissu conjonctif dense, mêlé de nombreuses cellules fusiformes et étoilées, dont les prolongements s'anastomosent en réseau. Les vaisseaux y sont rares et, par suite, ces tumeurs sont pâles. Elles ne contiennent pas de kystes ni d'amas épidermiques. Leur surface est tapissée de plusieurs couches de grosses cellules épithéliales pavimenteuses. Leur point d'origine est la couche périostale sous-muqueuse ou sous-cutanée.

Les *myxômes* sont rares. Ils sont constitués par une masse gélatineuse, homogène, recouverte d'épithélium pavimenteux, et renfermant des cellules fusiformes et étoilées.

Le volume des polypes est très variable. Quand ils ont pris un développement suffisant pour obstruer la lumière du conduit, ils constituent un danger sérieux par suite de la rétention du pus dans la caisse.

Symptômes. — Il n'y a pas de symptômes subjectifs propres aux polypes, si ce n'est que par l'obstruction à laquelle ils donnent lieu, ils peuvent augmenter la surdité et les bourdonnements déjà existants ; mais, en provoquant la rétention du pus dans la caisse. ils peuvent déterminer de violentes douleurs dans l'oreille et dans la tête et favoriser l'extension de la suppuration à la cavité encéphalique.

Les symptômes objectifs consistent dans la présence de la tumeur, dont la constatation est généralement très facile. Pour en déterminer le siège précis, il faut se rappeler que dans l'immense majorité des cas, les polypes s'implantent dans la caisse, que par suite de leur développement ils viennent faire saillie dans le conduit à travers la perforation du tympan. On a observé des polypes de la caisse sans que la membrane fût perforée. Quand la perforation est très petite, le polype subit un étranglement à son niveau et prend la forme d'un sablier. On pourrait alors prendre cette partie étranglée pour le pédicule et croire que le polype est implanté sur la membrane. La constatation de la perforation fait reconnaître cette erreur.

Il est indispensable de se rendre bien compte du siège précis du pédicule. On se sert pour cela d'un stylet qu'il faut toujours manier avec prudence, car le polype se trouve souvent implanté sur un point carié de l'os.

Marche et durée. — Les polypes ont un développement, tantôt rapide, tantôt lent. Ils peuvent rester stationnaires après avoir acquis un certain volume. Toute cause d'irritation peut leur faire prendre un accroissement rapide.

On a vu des polypes volumineux s'éliminer spontanément. Quand le pédicule est long et mince, il peut se rompre sous le poids de la tumeur ou sous l'influence d'une injection.

Pronostic. — Le polype entretient et éternise la suppuration, il peut donner lieu à des symptômes pénibles et même à un danger imminent pour la vie, par suite de la rétention du pus.

Traitement. — Le traitement consiste à détruire ou à enlever le polype. Chez l'enfant, quand son développement ne nécessite pas une intervention rapide, il faut chercher à réduire la tumeur, sans recourir à l'opération, qui nécessite habituellement l'emploi du chloroforme. Les moyens à employer dans ce but sont :

Les instillations d'acool rectifié, à froid, faites trois fois par jour, vantées par Politzer.

Les instillations de glycérine iodée, efficaces contre les végétations et les petits polypes qui ont tant de tendance à repulluler, surtout chez les enfants lymphatiques.

Les cautérisations : 1° Avec le nitrate d'argent en nature, renouvelées dès que l'escarre est tombée. Ce moyen est très long et souvent insuffisant.

2° Avec l'acide chromique fondant ; son action est plus énergique et plus rapide, mais son emploi nécessite quelques précautions. Il faut bien localiser l'action du caustique sur le polype ou sur les granulations et ne pas la laisser s'étendre aux tissus sains.

3° Avec le caustique de Vienne, conseillé par Toynbee ; il doit être rejeté parce qu'il n'est pas possible de limiter suffisamment son action.

4° Avec le chlorure de zinc en crayon, d'un maniement plus certain.

5° Les injections interstitielles d'alcool absolu m'ont donné quelques succès rapides.

6° La cautérisation galvanique est le moyen le plus puissant, le plus rapide et le moins douloureux pour la destruction des polypes de l'oreille. Il évite l'hémorragie, quelquefois assez abondante, et il permet de cautériser immédiatement le pédicule. On peut ainsi, en une seule séance, détruire le polype avec son pédicule, et empêcher la récidive.

Ablation.—Pour les petits polypes et les granulations, il suffira d'en faire le raclage à l'aide d'une petite curette à bords tranchants.

Pour les polypes plus volumineux, on se servira du serre-nœuds ou polypotóme de Vilde. Jamais on ne devra recourir à l'arrachement à l'aide de pinces ; le polype peut en effet être implanté sur un point carié de l'os, sur la membrane du tympan, sur les membranes des fenêtres ronde ou ovale dont l'arrachement pourrait avoir des conséquences graves.

Lorsqu'on ne peut enlever un polype trop volumineux à l'aide du serre-nœuds, il est permis d'en diminuer le volume, en l'écrasant entre les mors d'une pince, mais sans exercer de traction. Les parties écrasées se sont éliminées dès le lendemain et il est plus aisé alors d'introduire l'anse du serre-nœuds jusqu'au pédicule.

Quand l'ablation est faite, il faut arriver à la destruction complète du pédicule ; tant qu'il existera une trace de ce dernier, on restera exposé à la répullulation du polype. On aura recours à des cautérisations avec le nitrate d'argent, à des attouchements avec le laudanum pur, à des insufflations de poudre d'alun, d'acétate de plomb, au besoin à un léger attouchement avec un petit cautère galvanique.

LÉSIONS ULCÉREUSES. — GANGRÈNE

Wendt a observé chez de jeunes enfants affaiblis, principalement chez ceux qui étaient atteints de syphilis héréditaire, la gangrène de l'oreille consécutivement à une otorrhée.

CARIE ET NÉCROSE.

La carie et la nécrose des os sont loin d'être rares dans l'otorrhée. D'après Troeltsch, le temporal serait de tous les os de l'économie celui qui est le plus fréquemment atteint par la carie ou la nécrose. Les lieux d'élection de ces altérations sont : 1° l'apophyse mastoïde ; 2° la partie moyenne de la paroi postérieure du conduit ; 3° les parois de la caisse et principalement la paroi supérieure.

La carie ou la nécrose peuvent être primitives quand, par exemple, une otite aiguë a débuté dans les couches profondes des parties molles (périostite) ; mais le plus souvent elles sont consécutives à une inflammation des parties molles suivie d'ulcération. La carie est beaucoup plus fréquente que la nécrose.

L'altération osseuse est souvent très limitée ; d'autres fois elle prend une assez grande extension. Ainsi on a vu, chez des enfants, l'élimination partielle ou totale de l'anneau tympanique, du conduit auditif, d'une partie considérable de l'apophyse mastoïde, du limaçon, etc.

Symptômes. — L'altération osseuse n'a aucun symptôme subjectif spécial qui permette de la reconnaître ; les douleurs sont peut-être plus fréquentes que dans l'otorrhée exempte de cette complication. La répullulation des polypes, la persistance de l'otorrhée malgré un traitement rationnel sont des symptômes dont il faut tenir compte, mais qui sont insuffisants pour un diagnostic. Il en est de même de l'odeur fétide du pus. La formation d'abcès par congestion au pourtour de l'oreille doit, par contre, appeler très sérieusement l'attention du médecin sur la probabilité d'une carie osseuse.

Quand l'existence de la carie est soupçonnée, il faut procéder à l'examen histologique du pus dans lequel on trouve le plus souvent des particules d'os. A l'aide d'un stylet, manié avec la plus grande prudence, on recherche le point où l'os est dénudé.

Pronostic. — La carie et la nécrose sont toujours une circonstance fâcheuse dans l'otorrhée qu'elles aggravent et qu'elles prolongent. D'après leur siège, elles peuvent constituer un danger très grave, soit pour la fonction auditive, soit même pour la vie du malade. C'est surtout dans la carie de la caisse que l'on observe la propagation de la suppuration aux méninges et au cerveau. Cependant, chez l'enfant jeune où les différentes parties constituantes de l'oreille osseuse sont encore en quelque sorte indépendantes, ces complications sont peut-être relativement plus rares que chez l'adulte.

Ce qui assombrit le pronostic des lésions osseuses de l'oreille, c'est qu'elles viennent le plus souvent compliquer l'otorrhée chez des enfants d'une constitution délicate, entachée de scrofules, de tuberculose ou de syphilis héréditaire.

Traitement. — Le traitement général a une grande importance. Il faut relever la santé des malades par le régime, les toniques, le grand air ; l'iode sera administré avec avantage. Comme traitement local, on fera sur le point carié des badigeonnages avec la glycérine iodée.

MÉNINGITE.

Quand l'inflammation ou la carie du rocher atteignent un point de l'os tapissé par la dure-mère, il se produit d'abord une méningite localisée, qui, tôt ou tard, se généralisera sous l'influence de conditions défavorables. Au niveau de la partie de l'os enflammée, cariée ou perforée, on trouve les méninges épaissies, moins adhérentes, quelquefois soulevées par une couche de pus, et présentant un aspect gris sale, tomenteux. La surface entière est tapissée de granulations qui remplissent les lacunes de l'os carié. Ainsi localisée, la méningite est d'un diagnostic très obscur et peut être longtemps compatible avec la vie, jusqu'au moment où elle prendra une extension aiguë.

ABCÈS DU CERVEAU.

L'abcès du cerveau peut se produire par contiguïté de tissus, au niveau des méninges enflammées. Le plus souvent cependant l'abcès se trouve assez éloigné de ce point; on les a même observés dans le lobe opposé au côté malade. C'est dans le cervelet qu'on les rencontre le plus fréquemment. Quand l'abcès est ainsi séparé du rocher carié par une certaine épaisseur de substance cérébrale saine, il faut admettre que la propagation de l'inflammation s'est faite le long des vaisseaux. Dans quelques cas, on a observé un trajet fistuleux qui faisait communiquer la poche de l'abcès avec l'oreille. Ce sont sans doute des cas de cette nature qui ont fait admettre, par les auteurs anciens, l'existence de l'otorrhée cérébrale, c'est-à-dire d'un abcès primitif du cerveau se faisant jour au dehors par l'oreille.

PHLÉBITE ET TRHOMBOSE.

La phlébite atteint le plus souvent : le sinus

transverse, le sinus pétreux supérieur, enfin les autres sinus et la veine jugulaire. Cette complication est très fréquente et, d'après Wreden, se produirait dans 14 0/0 des cas d'otorrhée. Les symptômes sont très obscurs et la terminaison est toujours fatale.

HÉMORRAGIES.

On a vu des hémorrhagies mortelles survenir à la suite d'une carie du rocher. J'en ai pu rassembler une vingtaine d'observations. Elles peuvent provenir de diverses sources ; le plus souvent de la carotide interne.

INFECTION GÉNÉRALE.

On sait que l'infection lente de l'économie, même l'infection purulente aiguë, ne sont pas rares dans les suppurations des os. Lors même qu'il n'existe pas de carie du rocher, les suppurations de la caisse du tympan ont beaucoup de rapports avec les suppurations osseuses.

Les observations précises manquent pour établir jusqu'à quel point l'infection générale de l'économie est fréquente dans l'otorrhée, mais le fait est mis hors de doute. Les auteurs allemands, Trœltsch surtout, ont insisté sur ce point. Ils admettent même que l'otorrhée est souvent la cause directe du développement d'une tuberculose aiguë.

Quoi qu'il en soit, on ne peut méconnaître l'influence fâcheuse que les suppurations chroniques de l'oreille exercent sur la santé générale. La meilleure preuve en est l'amélioration qui succède, chez les enfants, à la guérison de ces suppurations.

TRAITEMENT DE L'OTORRHÉE.

Soins d'hygiène et de propreté.— L'indication qui prime toutes les autres dans le traitement de l'otorrhée, c'est d'éviter la stagnation du pus dans la caisse et dans le conduit auditif, et, par suite, sa décomposition putride. Comme je l'ai déjà dit, cette décomposition est favorisée par la stagnation des produits de la suppuration dans des cavités anfractueuses, présentant une température favorable et donnant accès à l'air extérieur, chargé de germes de toute nature.

L'odeur repoussante du pus disparaît souvent, après quelques jours de traitement, dès que, par des irrigations convenablement faites, l'oreille est lavée aussi fréquemment que l'exige l'abondance de la suppuration. Ces lavages seront encore plus efficaces, si l'on ajoute à l'eau quelque substance désinfectante, telle que le chloral, l'acide salycilique, l'acide borique. Ces injections devront être précédées d'une douche d'air qui aura pour effet d'expulser le pus de la caisse dans le conduit.

14

La douche aura, en outre, pour résultat fréquent
d'améliorer immédiatement la fonction auditive,
car il est à remarquer, comme Weber-Liel l'a
constaté le premier, que, même dans les cas de perforation de la membrane du tympan, la perméabilité de la trompe conserve son influence sur l'audition. Beaucoup d'enfants, atteints d'otorrhée,
déclarent entendre mieux après s'être mouchés
et qu'il s'est produit dans leur oreille un bruit
de sifflement.

Si la santé du malade est délicate, si l'otorrhée
se complique d'un état scrofuleux, il faut s'attendre à une grande ténacité de la maladie et mettre
en œuvre toutes les ressources de la thérapeutique
externe et interne et surtout celles de l'hygiène.
Le séjour à la campagne, dans un air pur et
sec, conviendra mieux que les bains de mer.
Ces derniers ne devront être autorisés qu'après la
guérison de l'écoulement. L'observation démontre
en effet que les bains de mer sont une cause fréquente d'otite ou d'exacerbations aiguës d'otites
anciennes.

Traitement local. — *Médication [astringente.* —
Tous les astringents ont été successivement vantés
et employés avec plus ou moins de succès dans
l'otorrhée. La recommandation que j'ai faite de
débuter par des doses faibles, dans le déclin de
l'otite aiguë, conserve encore ici presque toute sa

valeur. Il y a des malades dont l'oreille est très susceptible, chez lesquels les remèdes habituels déterminent de l'irritation et de la douleur. Il faut donc tâter cette susceptibilité. En même temps, ces mêmes malades supportent mal les injections qui leur provoquent des douleurs et des vertiges.

A plus forte raison les astringents doivent-ils être administrés avec précaution et être complètement suspendus dès que surviennent des phénomènes d'exacerbation aiguë.

Une autre recommandation qu'il ne faut point oublier, c'est de changer fréquemment la nature du médicament, quitte à revenir au même après l'avoir remplacé quelque temps par un autre. Souvent l'association de deux astringents donnera de meilleurs résultats que chacun d'eux employé isolément.

Les astringents sont employés à l'état de solution, en instillations, et à l'état de poudre fine, en insufflations.

Parmi les premières nous citerons : le sulfate de zinc, le sulfate de cuivre, le sous-acétate de plomb, le tanin, à la dose de 0,2 à 1 0/0 ; le sulfate d'alumine, 2 à 6 0/0 ; l'hydrate de chloral, 2 à 5 0/0 ; l'acide borique, 4 à 10 0/0 ; les solutions d'iode dans l'eau ou dans la glycérine, de 0,1 à 0,3 0/0.

Parmi les poudres, il faut citer le sulfate d'alu-

mine, dont il ne faut pas trop prolonger l'emploi,
parce qu'il favorise l'éclosion de furoncles; l'acétate de plomb, 1 partie pour 3 parties de sucre de
lait, le tanin, le calomel, l'iodoforme; enfin l'a-
cide borique, très vanté dans ces derniers temps.

Traitement caustique. — Le traitement le plus rapide et le plus efficace, dans les cas rebelles, a
été mis en honneur par Schwartze, qui le pratique
de la manière suivante. On se sert d'une solution
de nitrate d'argent variant de 1 à 5 0⁄0, d'eau
distillée. Après avoir bien lavé et séché le conduit auditif et la caisse, préparé une seringue
contenant de l'eau légèrement salée et tiède, on in-
stille quelques gouttes de la solution caustique
dans l'oreille. Dès qu'une réaction un peu vive se
manifeste, on fait une injection d'eau salée pour
neutraliser immédiatement le nitrate d'argent.

Il faut, comme toujours, employer la solution
tiède, la laisser séjourner trois minutes, si la douleur éprouvée par le malade n'oblige pas de la
neutraliser plus tôt. Le malade ne doit pas incliner trop fortement la tête, afin d'éviter l'écoulement de la solution par la trompe d'Eustache
dans le pharynx et d'y produire une cautérisation
inutile. Il vaut mieux faire pencher la tête de côté
et un peu en avant. On évitera ainsi également
l'introduction du caustique dans les cellules mastoïdiennes.

Après l'injection neutralisante, on fera quelques injections d'eau tiède pure, pour débarrasser la caisse du chlorure d'argent qui s'est formé. Si la douleur persiste, on instillera une solution d'iodure de potassium, à 3 0/0. On essuie ensuite le conduit avec du coton sec.

La cautérisation sera renouvelée aussitôt après la chute de l'escarre, ce qui demande généralement de un à deux jours.

Politzer conseille, dans les cas où la cautérisation ne réussit pas à tarir la suppuration, d'une manière définitive, de recourir, après son emploi, aux insufflations de poudre d'alun qui se montreraient alors beaucoup plus efficaces.

Tympan artificiel.—Quand l'otorrhée est guérie ou mieux, quand la suppuration est tarie, il reste une perforation du tympan et une surdité plus ou moins grande. L'état de la membrane du tympan joue certainement un rôle important dans ce trouble fonctionnel. Elle a perdu plus ou moins sa faculté de vibration et le pouvoir de transmettre ces vibrations au labyrinthe par l'intermédiaire de la chaîne des osselets. Quand cette dernière condition est une des causes de la surdité, le tympan artificiel pourra être d'une grande utilité. Ce petit appareil consiste en une mince lamelle circulaire de caoutchouc, présentant le même diamètre que le conduit auditif et supportée par une fine tige en métal ou en caoutchouc qui sert à l'introduire dans le conduit. Le tympan artificiel doit être introduit profondément, jusqu'à parfait contact avec la membrane du tympan. C'est en effet par la pression qu'il exerce sur cette dernière, en rendant plus intime le contact des divers segments de la chaîne des osselets, que le tympan artificiel donne quelquefois lieu à une amélioration très notable de l'audition. Son usage ne doit pas être continu ; il produirait de l'irritation et un retour de la suppuration. Le malade devra se borner à le porter dans les circonstances où il a le plus besoin d'entendre.

On peut remplacer, souvent avec avantage, le tympan artificiel de Toynbée par une boulette de coton imprégnée de glycérine additionnée de 3 à 4 parties d'eau.

Yarsley avait déjà préconisé la boulette de coton dans les cas de vastes perforations de la membrane. Elle agit comme le tympan artificiel, en comprimant la membrane, mais elle joue encore un autre rôle. Elle empêche les sécrétions de la muqueuse de la caisse de se dessécher et par suite de donner lieu à une irritation douloureuse suivie d'un retour de l'écoulement, phénomène qui s'observe si fréquemment chez les sujets guéris d'une otorrhée. En outre, le malade l'applique plus facilement et la supporte mieux que le tympan de Toynbée. Toutes les fois donc que la boulette de coton glycérinée produit une amélioration de l'audition, elle devra être préférée à ce dernier.

Quand la perforation du tympan est compliquée d'une obstruction de la trompe d'Eustache, le tympan artificiel ou la boule de coton, loin d'améliorer l'audition, augmentent la surdité, ce qui s'explique, parce que l'air de la caisse ne peut vibrer facilement, la cavité étant close de toutes parts.

Dans ce cas, il suffit quelquefois de faire, à l'aide de ciseaux une ouverture à la lamelle de caoutchouc du tympan artificiel ou d'employer des boulettes de coton assez petites pour ne point boucher hermétiquement le conduit.

Le malade peut lui-même préparer les boulettes de coton qu'il veut introduire dans son oreille. On tasse le coton sous la forme d'une rondelle d'environ un centimètre de diamètre et d'un millimètre d'épaisseur ; on l'introduit dans le conduit auditif, et afin qu'elle conserve ses dispositions, on se sert, pour la faire pénétrer jusqu'au tympan, d'un morceau de tube de caoutchouc, présentant le diamètre voulu. Le malade acquiert rapidement l'expérience nécessaire pour reconnaître que la boulette est bien placée. Il la renouvelle tous les deux, trois ou quatre jours, quand il s'aperçoit que par suite de sa dessiccation, la boulette n'améliore plus au même degré sa fonction auditive. Chaque introduction doit être précédée d'un nettoyage du conduit. J'ai traité un malade qui se trouve bien, depuis six ans, de cet appareil. Sans coton, il entend la montre, à gauche, à 0^m10; à droite, à 0^m20; avec le disque de coton glycériné, il l'entend, à gauche, à 0^m40; à droite, à $0^m.70$. Cette amélioration lui permet de suivre avec succès ses études dans les classes ordinaires, quand, à l'âge de treize ans, il était à peu près complètement ignorant

CHAPITRE XII.

Maladies de l'oreille interne.

Les données que la science possède sur les maladies du labyrinthe sont encore beaucoup trop rares pour nous permettre d'en tracer une histoire un peu complète. Il y a cependant un certain nombre de faits acquis que nous croyons utile de rapporter ici.

HYPÉRÉMIES.

Les *hypérémies* du labyrinthe se présentent fréquemment dans un grand nombre de maladies qui s'accompagnent de bourdonnements et dans lesquelles se produisent des états congestifs de l'encéphale. Telles sont la fièvre typhoïde, la scarlatine, la méningite, les affections du cœur, du foie, de l'utérus, de l'estomac.

Les maladies de la caisse du tympan peuvent aussi s'accompagner d'une hypérémie du labyrinthe.

Les tumeurs du cou, les altérations veineuses, telles que les thromboses des sinus et de la jugulaire donnent lieu à une stase sanguine dans le labyrinthe.

Une hypérémie du labyrinthe peut encore être le résultat de troubles nerveux vaso-moteurs comme chez les hystériques, dans le vertige stomacal, après l'administration de doses élevées de certains médicaments tels que le sulfate de quinine, le salycilate de soude, etc.

L'*hémorragie* du labyrinthe peut survenir dans les mêmes conditions, mais elle a été observée surtout dans la fièvre typhoïde, la scarlatine, la méningite cérébro-spinale.

COMMOTION DU LABYRINTHE.

La commotion du labyrinthe se produit à la suite de coups et de chutes sur le crâne, de soufflets appliqués sur l'oreille, de violentes détonations, comme chez les artilleurs. Elle succède toujours à une compression brusque du contenu labyrinthique. C'est ainsi qu'elle peut résulter d'un mouvement imprimé à un bouchon cérumineux qui vient comprimer brusquement la membrane du tympan d'où cette compression est transmise à la base de l'étrier.

Les *symptômes* de la commotion du labyrinthe sont un bourdonnement intense accompagné de surdité, et dans les cas graves, de vertiges, de maux de tête et d'une excitation nerveuse générale. Quelquefois le malade tombe comme foudroyé et les symptômes sont analogues à ceux de l'apoplexie.

La surdité et les bourdonnements peuvent persister plus ou moins longtemps en diminuant peu à peu. D'autres fois ces symptômes persistent à un degré intense, toujours accompagnés de vertiges ; il est probable que dans ces cas il y a eu plus qu'une simple commotion du labyrinthe et qu'il se sera produit une hémorragie ou une déchirure des parties molles.

Dans les cas légers, le malade n'éprouve souvent qu'un bourdonnement et de la surdité pour une certaine catégorie de sons ; ou bien il n'entend plus certains sons à leur diapason normal. La commotion n'a dû atteindre, dans ces cas, que certaines parties des expansions nerveuses du labyrinthe. Généralement les malades présentent en même temps une grande susceptibilité pour les bruits.

Le *traitement* consiste à tenir le malade au repos, à l'abri de tout bruit, à éviter tout ce qui peut provoquer des phénomènes congestifs vers la tête.

On administrera quelques légers purgatifs salins et, s'il y a lieu, on dégorgera le labyrinthe en appliquant quelques sangsues derrière l'oreille. Si les symptômes persistent et qu'on ait lieu de supposer une hémorragie intra-labyrinthique, on administrera l'iodure de potassium.

INFLAMMATION DU LABYRINTHE.

Les inflammations primitives du labyrinthe doivent être rares ; du moins leur existence n'est-elle pas suffisamment démontrée. Les inflammations consécutives, au contraire, sont assez fréquentes. Elles surviennent à la suite d'inflammations de la caisse, accompagnées ou non de carie ou de nécrose des os, dans certaines maladies graves : fièvre typhoïde, méningite cérébro-spinale.

SYPHILIS DU LABYRINTHE.

La syphilis donne lieu à des altérations spécifiques du labyrinthe. La syphilis héréditaire peut déterminer la surdité à un âge relativement avancé, vers 7 ou 8 ans, quelquefois même à l'âge de la puberté. Les caractères de la surdité syphilitique nerveuse sont une invasion brusque et une marche rapidement croissante. Assez souvent elle coïncide avec la kératite parenchymateuse. Elle peut être isolée, les parties périphériques de l'organe auditif restant parfaitement indemnes, ou être précédée ou accompagnée d'un catarrhe de la caisse.

Symptômes. Les symptômes consistent en une surdité qui devient rapidement très prononcée ou complète et qui s'accompagne de vertiges, de nausées et d'incertitude dans la marche. L'audition par les os du crâne diminue ou disparaît très rapidement. Politzer considère ce phénomène comme caractéristique des affections syphilitiques du labyrinthe.

Le *traitement* est généralement de peu d'efficacité. Comme la surdité survient le plus souvent dans les périodes avancées de l'infection, c'est à l'iodure de potassium qu'il faut avoir recours de préférence.

MALADIE DE MÉNIÈRE.

Ménière a le premier décrit un ensemble de symptômes qu'il eut l'occasion d'observer plusieurs fois et qui se caractérisait par : 1° une surdité absolue ou très prononcée ; 2° un vertige intense ; 3° une incertitude de la démarche ; 4° du tournoiement ; 5° des bourdonnements ; 6° des nausées et des vomissements. Se basant sur les expériences de Flourens, Ménière rapporta cet ensemble de symptômes à une lésion des canaux semi-circulaires. Une autopsie qu'il eut l'occasion de faire vint confirmer cette supposition ; il existait un exsudat hémorragique dans les canaux.

Depuis Ménière, cette intéressante maladie a été le sujet de nombreux travaux. Nous ne voulons pas entrer ici dans les considérations physiologiques qu'elle soulève ; cette discussion nous conduirait trop loin et nous n'envisagerons que le côté clinique de la question.

Les altérations anatomiques que l'on a rencontrées dans l'oreille interne des malades ayant présenté les phénomènes de la maladie de Ménière, sont loin d'être constantes et souvent on n'a trouvé aucune altération matérielle. De ce côté, il n'y a donc pas de caractères suffisants qui permettent de faire de cette maladie une entité pathologique.

Au point de vue symptomatologique, on n'observe qu'exceptionnellement toute la série des symptômes de Ménière. D'autre part, l'état nauséeux, les vertiges, les bourdonnements, se présentent dans des affections diverses dans lesquelles l'oreille n'est nullement intéressée.

Toutefois, il est impossible, dans l'état actuel de la science, de donner à la maladie de Ménière, qui n'est qu'un syndrôme, une dénomination plus caractéristique. La reconnaissance envers le savant qui a le premier observé et décrit ces phénomènes doit d'ailleurs la faire conserver, jusqu'à ce que l'étude plus avancée des maladies de l'oreille interne permette d'en détacher certaines formes.

Le syndrôme de Ménière peut avoir pour causes :

1° Une maladie de l'oreille moyenne ; ce sont les cas les plus fréquents.

Généralement, c'est à une compression transmise au labyrinthe par l'intermédiaire de la chaîne des osselets, déterminée par un bouchon cérumineux, un polype de la caisse, des adhérences ou des dépressions de la membrane du tympan que sont dus les symptômes de Ménière.

Dans d'autres cas, c'est une inflammation de la caisse qui s'est transmise à l'oreille interne et a déterminé une otite interne.

2° Une affection primitive du labyrinthe ou d'une de ses parties, ou du nerf auditif. Inflammation aiguë ou chronique, hémorragie.

3° Une affection des centres cérébraux.

Marche. — La marche est aiguë ou chronique.

Les cas aigus doivent être rapportés à une inflammation du nerf auditif ou des centres cérébraux, comme dans la méningite cérébro-spinale, la fièvre typhoïde, ou à une hémorragie. Les cas chroniques résultent le plus souvent d'une maladie de la caisse qui s'est transmise à l'oreille interne.

Traitement. — Il varie naturellement selon les indications que fournit la marche de la maladie. Quand cette dernière est consécutive à une affection de la caisse, le traitement sera d'autant plus efficace que le médecin aura plus de prise sur cette affection.

Dans les cas violents, brusques, où l'altération du nerf auditif ou de ses expansions est primi-

tive, la thérapeutique est beaucoup moins efficace ; tous les symptômes peuvent s'améliorer
spontanément ou sous l'influence du traitement,
mais il en est un, la surdité, qui persiste généralement à un haut degré. C'est à l'iodure de potassium qu'il faut recourir de préférence ; Politzer,
dans un cas, s'est bien trouvé des injections sous-
cutanées de 2 à 8 gouttes de solution de chlorhydrate de pilocarpine au 200e.

Le sulfate de quinine, à haute dose, qui exerce
une influence favorable sur les vertiges, présente
l'inconvénient de détruire ce qui peut rester encore
de la fonction auditive.

TROISIÈME PARTIE

SURDITÉ PARTIELLE. — SURDI-MUTITÉ. — HYGIÈNE. —
PROTHÈSE.

CHAPITRE XIV

La surdité des enfants et la surdi-mutité.

La conséquence de toute maladie des oreilles
qui n'a pas été convenablement traitée, ou qui,
étant traitée, n'a pas été guérie radicalement, est
une surdité plus ou moins prononcée. Ce résultat
découle fatalement de l'altération matérielle, souvent légère, d'un organe aussi délicat et aussi parfait que l'oreille.

Si la surdité est une infirmité fort gênante chez
l'adulte, elle présente, chez l'enfant, des inconvénients bien autrement graves. L'adulte peut, dans
les relations de la vie, suppléer au défaut d'une
audition suffisante, par l'expérience, l'habitude
acquise, par la lecture sur les lèvres de son interlocuteur. L'enfant, lui, n'a pas d'acquit, n'a pas

d'expérience et ne sait pas observer. S'il est sourd, il se voit privé du sens qui lui est le plus nécessaire pour acquérir les connaissances qui en feront un homme, car c'est principalement par l'oreille qu'il doit recevoir la culture intellectuelle et morale dont il est susceptible.

DÉVELOPPEMENT DE L'OUIE ET DE LA PAROLE, CHEZ L'ENFANT.

Il est certain que l'enfant naît sourd, comme beaucoup de jeunes animaux ; l'état anatomique de son conduit auditif complètement obstrué, de la caisse remplie par le bourrelet muqueux fœtal, suffit à expliquer cette surdité, indépendamment de l'état de son cerveau. Au bout de quelques jours, la faculté auditive se constate par le tressaillement de l'enfant, sous l'influence d'un bruit violent. A quel âge l'audition a-t-elle atteint son développement complet ? Le très jeune enfant n'aime pas le bruit, mais il paraît déjà éprouver du plaisir à entendre le chant d'une douce voie de femme. Plus tard le bruit lui paraît préférable ; les sons les plus discordants, les grincements les plus pénibles à l'oreille de l'adulte, semblent ne lui procurer qu'une sensation agréable. En fait de musique, il montrera une préférence marquée pour de bruyantes fanfares.

L'enfant possède une ouïe plus fine que l'adulte

et il est facile d'en faire journellement la remarque. L'organe semble donc parfait, au point de vue quantitatif de ses impressions, mais il n'en est pas de même au point du vue qualitatif. L'enfant ne sait pas aussi bien que l'adulte apprécier les qualités du son, en distinguer l'harmonie et les nuances; son langage monotone le prouve. L'éducation seule développera ces qualités de l'organe, qualités qui dépendent plutôt du système nerveux que de l'oreille.

La voix humaine est un mélange de bruits et de sons musicaux. Pour que l'enfant puisse la comprendre, il faut que son organe auditif ait déjà reçu un certain perfectionnement qualitatif. L'esprit d'imitation est le premier stimulant du langage ; les mots que l'enfant répète d'abord n'ont qu'une ressemblance lointaine avec leur prononciation normale et la mère seule sait les comprendre ou les deviner. Cette prononciation s'améliore avec une rapidité très variable, de même que le développement général de l'intelligence. Elle dépend encore de l'intégrité des organes de la voix, de la fréquence avec laquelle on provoque chez l'enfant les actions réflexes qui mettent en jeu son esprit d'imitation, enfin de la facilité avec laquelle son système nerveux réagit sous l'influence de ces excitations. Qu'il survienne une maladie des oreilles, une surdité partielle, et l'acquisition du langage, ainsi que les ressources qu'il apporte au développement intellectuel se trouveront très sérieusement compromises.

Il ne suffit pas, en effet, qu'un enfant entende encore la voix haute près de l'oreille, pour n'avoir pas à redouter la perte de la parole, si des soins tout particuliers ne viennent pas suppléer à la défectuosité de l'ouïe. Il faut non seulement que l'enfant entende la voix, mais encore qu'il la comprenne.

Chez l'enfant, aussi bien que chez l'adulte, il n'est pas rare d'observer qu'une maladie des oreilles donne lieu à une paralysie du nerf auditif pour une certaine catégorie de sons, tantôt pour les sons bas, tantôt pour les sons élevés. Ces malades, tout en entendant assez bien les bruits et certains sons musicaux, éprouvent la plus grande difficulté à percevoir la voix. Cela se comprend aisément à cause du mélange de sons de toute hauteur dont la voix se compose. Un enfant, dans ces conditions, tout en ne paraissant pas très sourd, ne pourra recevoir l'éducation par la parole qu'avec les plus grands soins, et, s'ils lui font défaut, il deviendra sourd-muet.

Il faut, en effet, ainsi que M. Bonnafont l'a établi le premier, pour qu'un enfant sourd ne perde pas la parole, ou puisse l'acquérir, que cet enfant entende assez distinctement sa propre voix. S'il ne l'entend pas, il ne peut répéter correctement ce qu'on lui dit ; sa voix ne sera pour lui qu'un bruit plus ou moins confus ; elle prendra un timbre monotone, guttural, sans inflexion, parce qu'il ne pourra exercer sur elle le contrôle de son oreille.

FRÉQUENCE DE LA SURDITÉ CHEZ LES ENFANTS.

Les nombreuses exemptions que prononcent annuellement les conseils de révision, pour cause de surdité, prouvent déjà que cette infirmité n'est pas rare dans le jeune âge. Il serait difficile d'apprécier, même approximativement, quel est le nombre des enfants sourds à divers degrés ; il a été fait très peu de recherches statistiques sur ce point. Les seules que je connaisse sont dues au docteur Weil, de Stuttgard. Ce médecin a examiné au point de vue de la fonction auditive 4,500 enfants des écoles, filles et garçons, appartenant à toutes les classes de la société et dont l'âge variait de 7 à 14 ans. Il a constaté que 30 0/0, soit 1,350 de ces enfants présentaient une audition défectueuse, assez accusée, soit d'une oreille, soit des deux ; encore l'auteur n'a-t-il pas tenu compte des affaiblissements légers de l'ouïe. Les enfants des classes pauvres offraient une proportion de sourds plus forte que ceux des classes aisées ; 90 des enfants sourds étaient atteints de perforation de la membrane du tympan. Mais le résultat le plus important qui ressorte des recherches de Weil est celui-ci : que le nombre des enfants sourds augmente d'une manière très considérable avec l'âge. Tandis que sur les 1,350 enfants sourds, ceux qui avaient 6 ans n'entraient que pour une proportion de 12 0/0, on voit cette proportion grandir avec l'âge, jusqu'à atteindre pour l'âge de 14 ans, 62, 4 0/0. C'est là une preuve de l'affaiblissement croissant de l'audition chez l'enfant atteint d'une maladie des oreilles, tout en tenant largement compte des maladies d'oreilles qui ont pu se déclarer entre 7 et 14 ans.

Les enfants sourds que Weil a examinés n'étaient point considérés comme tels par leurs maîtres, mais, vu le peu de progrès qu'ils faisaient, ils étaient taxés de paresse ou d'inattention. Aussi l'auteur conseille-t-il d'examiner avec soin l'oreille des enfants qui paraissent inattentifs.

On voit, d'après ces recherches, combien la surdité est fréquente dans le jeune âge. En dehors des bouchons cérumineux qui sont fréquents, deux maladies se partagent presque exclusivement le nombre des jeunes sourds. Ce sont : l'otorrhée et le catarrhe chronique de la caisse. Toutes les deux, loin d'avoir une tendance à la guérison spontanée, s'éternisent et s'aggravent avec le temps.

DIAGNOSTIC DE LA SURDITÉ CHEZ L'ENFANT.

Quand un jeune enfant sourd éprouve du retard dans le langage, les parents se font généralement

illusion sur la cause véritable de ce retard. Parce
que l'enfant entend encore quelquefois certains
bruits, même quelques sons musicaux, parce
qu'il émet quelques sons vagues que les parents
traduisent en *papa* et *mama,* ces derniers espè-
rent qu'il n'y a qu'un retard dans le langage et que
la parole viendra. Comment reconnaître si l'enfant
entend assez pour qu'il soit possible de mener à
bonne fin la pénible tâche de lui apprendre à parler, ou s'il faut se soumettre à cette situation
cruelle de ne lui donner que l'éducation du sourd-
muet.

Nous avons vu plus haut que l'enfant sourd,
pour acquérir ou conserver la parole, doit pouvoir
entendre assez nettement sa propre voix. Cette
condition est plus rigoureuse pour le jeune enfant qui ne parle pas encore que pour l'enfant
plus âgé, qui parle déjà. Le diapason nous fournit
le moyen de nous assurer si l'enfant la remplit.
Si, en effet, ce dernier perçoit, par les os du crâne,
ou près de l'oreille, une série de diapasons, accordés aux diverses hauteurs des sons émis par la voix.
il y a beaucoup à espérer qu'il pourra parler. Si
l'audition présente des lacunes considérables, surtout pour les sons élevés, correspondant aux
consonnes, il ne pourra jamais parler, ou parlera
d'une manière très défectueuse. Cette règle ne
présente toutefois qu'une importance générale ; le
diapason peut ne pas être momentanément perçu,

sans qu'il y ait une paralysie complète du nerf auditif. Même, dans les maladies de l'appareil de transmission de l'oreille, il peut y avoir absence de perception du diapason. L'examen devra être renouvelé plusieurs fois. La maladie des oreilles devra être traitée, si elle présente même de très faibles chances d'amélioration. La limite entre le degré de surdité qui vouera l'enfant à la surdi-mutité et celui qui lui permettra d'apprendre la parole est, en effet, très faible, et ne saurait être rigoureusement fixée.

Quand l'enfant est trop jeune pour que l'emploi du diapason soit possible, il faut recourir aux moyens ordinaires pour reconnaître la surdité et en déterminer approximativement le degré.

ÉDUCATION DES ENFANTS SOURDS.

La surdité partielle, lors même qu'elle n'entraîne pas la surdi-mutité, exerce sur l'enfant une influence très préjudiciable en entravant son éducation morale et intellectuelle. L'impossibilité de donner aux enfants sourds une instruction suffisante leur crée, en outre de leur infirmité, une infériorité marquée dans la société. Aussi l'intérêt qu'ils inspirent doit-il augmenter avec le développement général de l'instruction qui fait ressortir davantage cette infériorité. A mesure qu'ils avancent dans la vie, les jeunes sourds voient leur infirmité croître, et leur champ social, au lieu de s'élargir, se resserrer de jour en jour. Leur intelligence, quoique intacte, ne peut recevoir qu'une faible partie du développement dont elle est susceptible ; un grand nombre de carrières leur restent fermées, leurs rapports sociaux sont très restreints et ils sont condamnés, dès le printemps de la vie, à une existence bornée, sédentaire et isolée.

Les enfants demi sourds forment une classe spéciale pour laquelle la société ne fait rien. Incapables de suivre les écoles ordinaires ou n'en recueillant aucun fruit, ils sont abandonnés par leurs maîtres qui ne peuvent leur consacrer un temps qu'ils doivent à tous ; par leurs parents négligents, ou trop préoccupés d'autres soucis. Ils n'ont pas, comme les sourds-muets, des institutions spéciales pour les élever. Ils y tombent quelquefois, quand la surdité a débuté dans le jeune âge, ou quand elle a augmenté assez rapidement pour leur faire perdre le langage déjà acquis ; ils vont former, dans ces institutions, les catégories désignées sous les noms de quart-sourds, demi-sourds.

Dans les classes riches, des maîtres spéciaux peuvent, avec du temps et beaucoup de peine, il est vrai, donner au demi sourd une éducation à peu près aussi complète que celle d'un enfant entendant bien ; mais ce mode d'éducation est à la portée de bien peu de familles. Chez d'autres, c'est une mère qui, à force de dévouement, est parvenue à inculquer à son enfant les premiers éléments de l'instruction qu'à son grand désespoir elle ne peut pousser plus loin. Dans les classes pauvres et dans les campagnes, les enfants sourds sont abandonnés à eux-mêmes ; ils ne reçoivent ni instruction ni éducation. Ils sont classés parmi les infirmes dont on ne s'occupe plus. Aussi leur figure présente-t-elle un cachet d'hébétude tout particulier ; leur caractère est sauvage ; ils sont sujets à de violents emportements ; leur existence est en quelque sorte purement animale.

Ces enfants doivent-ils donc, par le fait de leur infirmité, ne pas jouir des droits que tous ont à l'instruction, droits qui tendent même à devenir une obligation. On ne saurait certes les leur refuser, d'autant plus que leur intelligence est aussi susceptible de culture que celle de tout autre enfant. Le terrain est le même, les moyens seuls diffèrent.

Quels sont les moyens de mener à bien l'éducation d'un enfant sourd ?

Qu'il s'agisse d'un enfant très jeune que sa surdité menace de la mutité, qu'il s'agisse d'un enfant plus âgé, parlant déjà, qui est menacé de perdre la parole, ou qui, pour le moins, ne saurait recevoir l'éducation habituelle, les soins à donner seront les mêmes. Toutes les fois que la chose est possible, c'est dans l'intérieur des familles que l'éducation se fera avec le plus de fruit. Quant aux moyens à employer, ils doivent tous avoir pour but de faire parvenir la voix jusqu'à l'entendement de l'enfant et surtout de lui permettre d'entendre sa propre voix. On parlera à l'enfant à travers un cornet acoustique ; on s'assura qu'il a compris en lui faisant répéter ce qu'on lui a dit. Si l'audition insuffisante de sa propre voix ne lui permet pas de prononcer correctement les mots, il faudra le faire parler dans le pavillon d'un cornet acoustique muni de deux tubes qui seront introduits dans ses oreilles. A l'aide de ces moyens, on peut apprendre à parler ou conserver la parole à des enfants très sourds, dont l'infirmité confine à la surdi-mutité.

Dans les cas de surdité moins prononcée, il suffira de parler à voix ordinaire assez près de l'oreille de l'enfant. La personne chargée de son éducation devra avoir le timbre de voix net et clair, parler lentement en accentuant toutes les syllabes. Elle devra toujours s'assurer que l'enfant a entendu et compris.

Il serait certainement très utile que l'on créât des établissements spéciaux pour l'éducation des enfants demi sourds. Ces établissements tiendraient à la fois de la maison de santé et de la maison d'éducation. Les soins médicaux qui auront pour effet de guérir ou d'améliorer la maladie des oreilles et par suite de diminuer la surdité y devront marcher de pair avec l'éducation des jeunes sourds. Le plus grand nombre de ces enfants présente des maladies susceptibles d'amélioration et même de guérison. Il est très rare, par exemple, que le traitement d'une otorrhée ne soit suivi d'une amélioration très notable de la faculté auditive. J'ai vu un assez grand nombre d'enfants atteints de cette affection, absolument incapables de suivre les classes d'une école, très ignorants encore à l'âge de 12 et 13 ans, acquérir, après la disparition de leur écoulement, une acuité auditive suffisante pour faire ensuite des études complètes. Tous les otologistes peuvent citer nombre de ces faits. Dans le catarrhe chronique de la caisse, le traitement peut donner les mêmes résultats.

Il y a donc toujours beaucoup à attendre du traitement médical des enfants sourds; il devra accompagner les autres moyens destinés à faire acquérir, à développer ou à conserver la parole. Souvent il aura pour résultat de permettre, au bout d'un certain temps, d'abandonner l'éducation spéciale pour une éducation ordinaire.

Nous avons vu, dans les chapitres précédents, que dans la très grande majorité des cas, les maladies des oreilles du jeune âge sont curables par l'emploi d'un traitement rationnel, appliqué en temps utile. Souvent alors la guérison a lieu sans laisser de trace matérielle de la maladie, et, par suite, sans affaiblissement notable de la fonction.

Même quand il reste de ces altérations permanentes, telles qu'une perforation de la membrane du tympan, l'audition peut rester suffisante pour permettre une éducation normale de l'enfant. Ce n'est que quand les maladies des oreilles sont abandonnées à elles-mêmes qu'elles donnent lieu à des altérations consécutives plus profondes, et moins accessibles à nos moyens thérapeutiques, telles que des adhérences de la membrane du tympan, l'immobilisation de la chaîne des osselets et des fenêtres labyrinthique, l'atrophie, la dégénérescence des expansions du nerf auditif, soit par inertie fonctionnelle, soit par extension de l'inflammation, soit enfin par suite d'un simple état congestif habituel.

Le traitement aura d'autant plus de chance de conserver un degré suffisant d'intégrité fonctionnelle qu'il sera entrepris à une époque plus rapprochée du début de la maladie. La nécessité d'un traitement précoce des maladies des oreilles chez l'enfant s'impose donc d'une manière rigoureuse. Je suis fermement convaincu que, le jour où l'étude de ces maladies se sera vulgarisée, le nombre des sourds et même des sourds-muets diminuera d'une façon notable. Malheureusement cette étude est encore trop négligée par la majorité des médecins. Le public, par suite d'un préjugé funeste, n'attache pas d'importance aux maladies des oreilles. Ce n'est que plus tard, quand les tristes conséquences qui en résultent deviennent trop évidentes, qu'il vient réclamer les secours de l'art ; souvent il est déjà trop tard.

Il ne trouve pas alors à sa portée un médecin qui puisse lui donner ces soins ; il sera obligé à des déplacements onéreux, souvent impossibles. Le médecin, n'ayant pas appris la pathologie de l'oreille, partage, en partie les préjugés du public. Il déclarera qu'il n'y a rien à faire ou bien il aura recours à quelque traitement banal dont l'unique résultat sera de permettre la marche progressive de la maladie.

Un traitement rationnel, n'eût-il pour effet que d'enrayer la marche progressivement envahissante de la surdité, qu'il rendrait encore un service signalé. La fonction auditive, du moment qu'elle ne diminue plus, se fortifiera d'elle-même sous l'influence d'un exercice bien dirigé.

CHAPITRE XV

De la surdi-mutité.

Le nombre des sourds-muets est très considé rable ; il est évalué à environ deux cent mille pour la surface du globe. En ce qui concerne l'Europe, nous possédons des statistiques assez exactes et les sourds-muets s'y trouvent dans une proportion de 7,81 pour 10,00 habitants. Cette proportion varie considérablement suivant les pays, ainsi qu'il résulte du tableau suivant :

Pays-Bas	3,35 p. 10,000 h.		Italie	7,34 p. 10,000 h.
Belgique	4,39 —		Norwège	9,81 —
Angleterre	5,74 —		Suède	11,80 —
Danemark	6,20 —		Autriche	13,43 —
France	6,26 —		Suisse	24,52 —
Espagne	6,46 —			

Les pays montagneux présentent le plus grand nombre de sourds-muets. En France cette infirmité domine dans les Hautes-Alpes, dans les Pyrénées et les Cevennes. En Irlande la proportion est de 8,25, tandis qu'elle n'est que de 5,74 par 10,000 habitants pour tout le Royaume-Uni. Dans les Alpes autrichiennes, la proportion s'élève jusqu'à 16, 20, 27 et 44 sourds-muets pour 10,000 habitants.

CAUSES DE LA SURDI-MUTITÉ.

Surdi-mutité congénitale. — Des idées très erronées et quelque peu superstitieuses règnent encore sur les causes de la surdi-mutité congénitale. On se la représente comme une entité morbide, ayant quelque chose de mystérieux et qui échappe complètement à nos investigations. Il n'en est rien. Congénitale ou acquise, cette infirmité est toujours la conséquence d'une altération morbide, soit de l'oreille (surdi-mutité périphérique), soit des centres nerveux (surdi-mutité centrale). Les mêmes maladies de l'encéphale ou de l'organe auditif peuvent la déterminer aussi bien avant qu'après la naissance.

Le tableau précédent nous montre que, parmi les causes prédisposantes de la surdi-mutité, la configuration du sol joue un rôle assez considérable. La race exerce également une certaine influence, et on sait qu'elle se montre plus fréquente parmi les Juifs. Le sexe constitue aussi une cause prédisposante ; elle est un peu plus fréquente chez l'homme que chez la femme. D'après Wilhelmy, elle est aussi plus répandue parmi les habitants des campagnes que parmi ceux de la ville.

L'influence héréditaire est une cause active de surdité et de surdi-mutité. Elle peut se combiner avec la consanguinité dont les effets ont été certainement exagérés. L'hérédité ne semble pas agir toutefois d'une manière directe ; on voit souvent plusieurs sourds ou sourds-muets dans la même famille, tandis que le fait de deux sourds-muets mariés entre eux et procréant des enfants également ment sourds-muets est à peu près inconnu.

Parmi les causes prochaines de la surdi-mutité, nous trouvons : 1° les altérations de l'oreille consécutives à un arrêt de développement ; 2° les maladies de l'encéphale ou de l'oreille antérieures à la naissance. L'influence des maladies de l'encéphale est bien connue et c'est à elle que l'on doit la fréquente existence de l'idiotie, de la cécité, avec la surdi-mutité congénitale. Les maladies fœtales de l'oreille sont moins connues, mais on ne saurait contester leur existence. J'ai eu occasion d'observer deux fois un catarrhe purulent de la caisse avec perforation de la membrane du tympan et que j'ai pu diagnotisquer quelques heures après la naissance ; l'un de ces enfants a succombé plus tard à une autre maladie ; l'autre vit, a aujour-

d'hui quatre ans et parle bien. Parmi les altérations
de la caisse, décrites sous le nom d'otite moyenne
des nouveau-nés et si fréquentes, il est fort possible que le début d'un certain nombre, au moins,
remonte à une époque antérieure à la naissance.

Surdi-mutité acquise. — D'après les meilleures
statistiques, la surdi-mutité acquise serait à peu
près aussi fréquente que la surdi-mutité congénitale. Comme ces statistiques sont basées sur les
renseignements fournis par les parents de l'enfant,
elles sont forcément entachées d'inexactitude.
Quand la surdi-mutité est survenue avant l'âge
d'un an ou 18 mois, quand elle n'a pas donné lieu
à des symptômes apparents, tels qu'un écoulement,
l'absence de la parole ne suffit pas pour apprécier
que l'infirmité est congénitale. Comme dans le
premier âge les maladies des oreilles sont extrêmement fréquentes, il faut bien leur imputer un
certain nombre des cas qui sont considérés comme
congénitaux.

Les causes de la *surdi-mutité acquise* sont également de deux ordres : les causes centrales ou cérébrales et les causes périphériques ou auriculaires.

La statistique des causes de la surdi-mutité
acquise donne des résultats variables, suivant les
localités, les climats, les maladies dominantes,
même suivant les époques, par exemple après les
grandes épidémies.

Parmi les causes de la forme centrale ou nerveuse nous trouvons : la méningite, la méningite cérébro-spinale, surtout en Allemagne, la fièvre typhoïde, principalement en France, les convulsions de l'enfance, la syphilis congénitale, enfin de violentes émotions morales.

Dans la forme périphérique, les causes les plus fréquentes sont : la scarlatine, le catarrhe naso-pharyngien, la fièvre typhoïde, la variole, les otites provoquées par le refroidissement.

CURABILITÉ ET PROPHYLAXIE DE LA SURDI-MUTITÉ.

La surdi-mutité est-elle curable ? Bien des esprits généreux se sont posé cette question et ont tenté les plus louables efforts pour la résoudre dans un sens favorable.

Pendant une longue période d'années, on a poursuivi la guérison de la surdi-mutité ; aujourd'hui on semble y avoir renoncé. L'échec de toutes les tentatives thérapeutiques a produit le découragement et la lassitude. Les causes de cet échec sont de plusieurs ordres :

1° La connaissance des maladies des oreilles n'était pas assez avancée pour qu'il fût possible de choisir, parmi les sourds-muets, ceux dont un traitement médical pouvait améliorer la situation.

2° Les essais thérapeutiques ont été faits d'une

manière empirique et le même traitement appliqué indistinctement à tous les malades.

3° Les enfants traités étaient déjà relativement âgés et le début de leur infirmité remontait à une époque trop lointaine, de sorte que des surdités curables à leur début avaient eu le temps de donner lieu à des altérations plus profondes : l'atrophie par inertie fonctionnelle ou la métatomorphose régressive des parties nerveuses de l'oreille.

Dans de telles conditions, le hasard seul pouvait produire les rares guérisons qui se trouvent signalées dans la littérature médicale.

Quand il s'agit de curabilité de la surdi-mutité, il faut d'abord éliminer tous les cas congénitaux dus à des vices de conformation de l'oreille, ainsi que les cas-congénitaux ou acquis, résultant d'altérations des centres nerveux contre lesquelles la thérapeutique est impuissante. Il restera encore un très grand nombre de cas d'origine périphérique, qui seront susceptibles de guérison ou d'amélioration. Dans ces cas, un traitement rationnel fait à temps pourra conjurer la perte de la parole.

La surdi-mutité ne dépend pas en effet uniquement de la gravité de la maladie des oreilles qui en est la cause déterminante. L'âge, le développement intellectuel déjà acquis par l'enfant sont ici des facteurs importants. Un même degré de surdité, qui sera suivi de l'absence de la parole

chez un très jeune enfant, pourra ne pas en déterminer la perte chez un enfant plus âgé. Il existe
beaucoup plus d'enfants sourds après qu'avant
l'âge de 4 à 5 ans et cependant la surdi-mutité acquise remonte plus souvent aux premières années
de la vie qu'à la seconde enfance. On admet, en
général, qu'un enfant devenu sourd avant l'âge de
8 ans, perdra fatalement la parole. Cette limite
ne doit pas être admise avec une rigueur absolue,
car on a vu des enfants âgés de 12 ou 13 ans devenir encore muets après l'invasion d'une surdité
prononcée.

Il est relativement rare qu'une maladie des
oreilles provoque immédiatement chez un enfant
une surdité assez grave pour entraîner la mutité.
Ce n'est que par les progrès croissants de cette maladie, par l'affaiblissement continu de la fonction
que se produit cette grave conséquence. Si donc il
serait illusoire d'espérer guérir la surdi-mutité
complètement développée, il n'en est pas de même
de sa prophylaxie.

En traitant les maladies des oreilles avec le plus
grand soin, en y apportant l'attention qu'elles
méritent, on peut être assuré d'épargner à bien
des malheureux le triste sort du sourd-muet. J'ai
le ferme espoir que la vulgarisation des études
otologiques réalisera ce desideratum dans un
avenir peu éloigné. En attendant, il serait à
désirer que les enfants sourds-muets fussent

admis plus jeunes dans nos institutions, surtout quand la surdi-mutité est acquise, quand l'enfant parle déjà. Il serait alors facile de leur conserver la parole et on éviterait cette longue et pénible éducation qui a pour but de la leur rendre.

On en ferait des classes spéciales et on leur donnerait tous les soins médicaux capables d'atténuer leur infirmité. On pourrait ainsi sauver de la surdi-mutité un certain nombre d'enfants.

On m'a amené tout récemment une jeune fille, âgée de 16 ans, sourde-muette à la suite d'une otite moyenne double contractée vers l'âge d'un an. Un écoulement avait lieu par les deux oreilles. La surdité était absolue. Au bout d'un mois de traitement, l'otorrhée avait à peu près complètement disparu. Mais, en même temps, il s'était produit une amélioration notable dans l'audition. La jeune malade percevait la voix ordinaire à 10 centimètres de l'oreille. Ne peut-on admettre que si cette jeune fille eût été soignée dans les débuts de son otorrhée, elle ne fût jamais devenue sourde-muette.

CHAPITRE XVl

Hygiène de l'Oreille.

La perfection de l'organe auditif varie beaucoup selon les personnes. Elle peut être considérée à deux points de vue : au point de vue quantitatif et au point de vue qualitatif. Dans le premier cas, elle résulte de l'intégrité matérielle de l'organe ; dans le second cas, elle résulte, l'organe étant resté matériellement intact, d'une éducation bien dirigée ; l'oreille est devenue musicale.

Les causes qui exercent sur l'oreille une action nuisible datent de la naissance et le rôle de l'hygiène commence dès ce moment. Ses prescriptions sont applicables à tout le monde, mais elles doivent s'imposer avec plus de rigueur encore aux familles dans lesquelles les cas de surdité sont fréquents ou héréditaires. L'hérédité joue, en effet, un certain rôle, dans le développement de la surdité. Elle agit surtout par la prédisposition à certaines maladies dont la surdité est une suite fréquente ; telles sont, par exemple, le catarrhe chronique du pharynx et les affections scrofuleuses, un développement insuffisant de la cavité de la caisse et des fenêtres labyrinthiques (Trœltsch).

Immédiatement après la naissance, le conduit auditif de l'enfant est rempli par l'enduit caséeux qui recouvre toute la surface cutanée et par de l'eau de l'amnios. Le petit enfant sort d'un milieu intérieur dont la température est d'environ 37° et se trouve transplanté dans un milieu extérieur dont la température est rarement supérieure à 20°, mais bien souvent inférieure. L'humidité de tout le corps augmente les chances d'un refroidissement général, qui peut déjà avoir son retentissement sur l'oreille ; mais l'humidité du conduit auditif lui-même favorise de son côté un refroidissement direct de l'oreille, d'autant plus que cette partie ne sera que très peu couverte par les vêtements. Les corps étrangers, enduit caséeux, débris épidermiques, qui obstruent le conduit, sont une autre cause d'irritation. L'oreille mérite, par conséquent, une attention toute particulière, dans es soins de toilette et de propreté qui sont donnés à l'enfant immédiatement après sa naissance. Ces soins sont très simples. Il suffit de laisser couler, à plusieurs reprises, à l'aide de l'éponge, quelques gouttes d'eau tiède dans le conduit auditif, de l'y laisser séjourner quelques minutes, puis d'incliner la tête de l'enfant sur le côté, afin de la laisser écouler. Elle entraînera les substances étrangères et il ne restera qu'à essuyer avec soin le pavillon et le méat et à maintenir, pendant quelques jours, un tampon d'ouate.

Pendant les premières heures qui suivent la naissance, il se produit dans la caisse du tympan des phénomènes physiologiques importants. Cette cavité, entièrement remplie par un bourrelet dû à l'hypertrophie de la muqueuse qui la tapisse, va subir des modifications considérables dans sa constitution anatomique et dans ses fonctions physiologiques. Le bourrelet muqueux doit disparaître sous l'action des mouvements respiratoires et des cris de l'enfant, pour faire place à l'air extérieur qui y pénètre par la trompe d'Eustache. Cette modification importante s'opère généralement dans les premières 24 heures de la vie extérieure. Elle peut se trouver compromise par des causes très variables, et, d'après les autopsies faites, on peut évaluer à 60 0/0, au moins, des enfants, ayant succombé dans les premières semaines, ceux chez lesquels cette transformation s'est faite d'une manière anormale et laisse des traces manifestes d'inflammation plus ou moins violente de la caisse du tympan.

Le froid est, d'une manière générale, très funeste

au jeune enfant; il l'est tout particulièrement pour ses oreilles, il faut donc qu'il soit suffisamment protégé contre ses atteintes.

Le milieu dans lequel l'enfant va respirer n'a pas une moindre importance. Trop souvent, surtout dans les classes peu aisées, l'enfant est couché près de sa mère, dans son lit même, dans des chambres étroites, dont le peu d'air est vicié par les émanations de l'accouchée, par le séjour d'autres personnes, par les langes que l'on sèche près d'un feu unique, qui sert encore en même temps à faire la cuisine. Le séjour dans un pareil milieu favorise les congestions vers la tête, vers la gorge et, par suite, vers la caisse qui se trouve en outre directement en contact avec cet air vicié. Aussi ne doit-on pas s'étonner que les maladies des oreilles soient plus répandues parmi les enfants pauvres. On a observé, chez des enfants déjà âgés, des otites moyennes, dues uniquement à l'action d'émanations putrides, provenant de fosses d'aisances dont l'installation était défectueuse. On ne saurait trop insister sur la nécessité de laisser respirer à l'enfant un air pur, aussi bien dans l'intérêt de sa santé générale que dans le but d'éviter les maladies des oreilles, d'autant plus que l'organisme si délicat du nouveau-né se trouvera gravement influencé par un air vicié qui pourra n'avoir rien de fâcheux pour l'adulte.

L'enfant a passé sans encombre les premiers

jours si critiques pour son existence ou pour sa santé. Quelles sont maintenant les règles de conduite à suivre si on veut conserver l'intégrité de son organe auditif et lui laisser acquérir toute la perfection dont il est susceptible? Ces règles ressortent des causes les plus habituelles des maladies des oreilles. Parmi ces causes, le *froid* doit être cité en première ligne. Il est pernicieux pour l'oreille, même quand il agit sur tout le corps, mais il l'est surtout quand, sous forme de courant d'air, il frappe directement l'oreille ou la tête. Il y a des personnes qui, à chaque refroidissement, sont atteintes d'un catarrhe de la trompe d'Eustache, comme d'autres sont atteintes d'un coryza ou d'un rhume. Il serait à souhaiter que dans la manière d'habiller les enfants, on sacrifiât un peu plus à l'hygiène et un peu moins à la mode, surtout quand il s'agit d'enfants délicats et prédisposés à certaines maladies.

La manière de couvrir la tête des enfants, par exemple, n'est pas indifférente pour l'hygiène de l'oreille. La coiffure ne doit jamais comprimer le pavillon et l'aplatir contre les parois crâniennes. L'esthétique aussi bien que la fonction auditive exigent que cet appendice ait son libre développement et fasse avec l'axe du crâne un angle d'environ 45°. Plus il est aplati, plus il nuit à l'audition. Des coiffures, trop enfoncées au-dessus des oreilles et qui rabattent le pavillon, produisent un résultat encore plus disgracieux, s'il n'est pas aussi nuisible.

Par les temps froids, l'oreille doit être modérément couverte et protégée contre l'action des courants d'air ; on évitera ainsi bien des otites.

La mode de porter les cheveux très courts peut ne pas avoir de grands inconvénients en temps ordinaire, mais on ne devra jamais faire couper les cheveux par les temps froids.

On ne doit point se mouiller les cheveux le matin pendant la toilette, ou du moins ne pas aller à l'air, tant que la tête ou les cheveux conservent quelque trace d'humidité.

Pendant la saison des bains froids, il est indispensable de garnir les oreilles de coton avant d'entrer dans l'eau. On évitera ainsi l'introduction de l'eau froide, si nuisible dans l'oreille, ainsi que les accidents graves auxquels peut donner lieu une compression brusque de l'air du conduit, si l'on a l'habitude de plonger dans l'eau. Aux bains de mer également, la même précaution doit être prise. Les lames peuvent frapper l'oreille avec une certaine violence ; en outre, elles charient des petits graviers, des animalcules, des plantes qui peuvent pénétrer dans le conduit, ainsi qu'on l'a observé souvent.

VIOLENCES.

On ne saurait trop réagir contre les corrections manuelles infligées aux enfants par leurs parents ou par leurs maîtres. Des soufflets, appliqués sur la région de l'oreille, peuvent avoir pour conséquence une commotion du cerveau ou du labyrinthe. En outre, la compression brusque de l'air du conduit auditif peut donner lieu à une rupture de la membrane du tympan avec toutes ses conséquences.

BRUITS.

Quoique l'enfant soit sourd au moment de sa naissance, il n'est pas insensible aux commotions que peuvent lui imprimer des bruits violents. Ces bruits exercent sur lui une influence d'autant plus fâcheuse qu'il ne peut y soustraire son oreille, comme, en fermant ses paupières, il soustrait ses yeux à une lumière trop vive. Leur action peut se porter sur tout l'organisme et aller jusqu'à déterminer des convulsions, mais elle s'exerce d'une manière toute spéciale sur l'oreille.

Dès que l'enfant est âgé de quelques jours, on le voit tressaillir sous l'action des bruits, et, si ces derniers sont violents, ses cris dénotent combien leur impression lui a été pénible. On sait que chez l'adulte un bruit violent est suivi d'assourdissement, de bourdonnements, de sifflements plus ou moins persistants dans les oreilles. Ces phénomènes ne peuvent être attribués qu'à une commotion du labyrinthe ; chez le jeune enfant, dont l'organisme nerveux est si délicat, il peut se produire, à la suite de pareilles commotions, des épanchements sanguins dans la cavité labyrinthique, suivis de surdité complète, et, par suite, de surdi-mutité.

L'habitude de parler aux enfants avec une voix rude est très mauvaise ; non seulement elle entrave le développement normal du sens auditif, mais elle porte son influence jusque sur le développement de l'intelligence et du caractère de l'enfant. Rien ne lui est plus agréable, rien n'est plus utile à son développement normal que le chant d'une douce voix de femme ; rien ne calme mieux ses petits chagrins et ses souffrances.

Le séjour au milieu de bruits habituels conduit à la surdité ; tel est le cas des artilleurs, forgerons, serruriers, chaudronniers qui finissent tous par devenir sourds à un âge plus ou moins avancé.

L'homme a besoin, pour les luttes de la vie, de posséder tous ses sens intacts. Chacun d'eux constitue pour lui une force; que l'un d'eux lui manque ou se trouve affaibli, l'homme se trouvera amoindri. Cet amoindrissement sera d'autant plus marqué que le sens défectueux sera plus élevé dans l'échelle ou que l'homme en aura plus besoin pour exercer sa profession. L'oreille peut être considérée comme le sens le plus nécessaire au développement intellectuel et moral de l'enfant. Il faut donc, non seulement chercher à le lui conserver intact, mais encore le développer autant que possible par l'éducation. L'enfant doit donc être tenu éloigné de tout bruit habituel intense, du voisinage d'usines, de forges, d'ateliers. Il est bon, au contraire, qu'il soit dans un milieu relativement tranquille, qu'il n'entende que des voix douces et sympathiques. Il doit être exercé, surtout pendant les promenades, à percevoir des bruits faibles. Il faut le former de bonne heure aux sons rythmés, aux harmonies de la musique et du chant. Ces moyens exerceront une influence heureuse, non seulement sur le développement de sa fonction auditive, mais encore sur toute son organisation physique et intellectuelle.

PERFORATION DU LOBULE.

L'habitude de faire porter aux petites filles des boucles d'oreilles présente de fréquents inconvénients.

L'opération, en elle-même, faite le plus souvent avec des instruments grossiers, quelquefois malpropres, peut avoir déjà des suites désagréables. Chez les enfants délicats et lymphatiques, la petite plaie, irritée par la présence d'un corps étranger, s'enflamme et suppure. Les boucles d'oreilles trop lourdes déchirent le lobule ; d'autres fois la perforation devient le point de départ d'une tumeur (fibrôme du lobule). Cette opération devrait toujours être faite par la main d'un chirurgien et alors seulement que les petites filles ont déjà acquis l'âge de 8 à 10 ans.

DES MALADIES QUI EXERCENT UNE INFLUENCE NUISIBLE SUR L'OREILLE.

Nous avons vu, au chapitre qui traite de l'étiologie générale des maladies de l'oreille que le nombre de celles qui peuvent avoir un retentissement sur cet organe est assez considérable. Une hygiène bien entendue doit avoir pour but de prévenir ces manifestations ou au moins de les reconnaître dès leur début. Il est inutile de refaire ici l'énumération de ces maladies. Je me bornerai à insister sur les inconvénients de la respiration par la bouche, mauvaise habitude que beaucoup d'enfants contractent à la suite du coryza, surtout quand ce dernier a persisté longtemps. Le coryza chronique est extrêmement fréquent chez les enfants; très souvent il existe à l'état chronique et leurs narines sont obstruées par d'abondantes mucosités, que l'usage du mouchoir ne leur a pas encore appris à faire disparaître, et qui les obligent à respirer par la bouche. Cette habitude de la respiration buccale une fois prise, persiste pendant des années, même quand le coryza a disparu et que les narines sont redevenues perméables à l'air, et exerce une influence très nuisible sur le pharynx et sur l'oreille.

Tout le monde a pu remarquer quelle sensation

désagréable on éprouve quand, par suite d'un coryza, on a respiré la bouche ouverte pendant toute une nuit. La gorge est sèche et irritée, l'haleine mauvaise. Cet effet résulte de l'impression d'un air froid et chargé de poussières sur la muqueuse du pharynx. Quand nous respirons par le nez, l'air, pendant son passage à travers les narines, a le temps de s'échauffer et de se débarrasser de la plus grande partie de ses poussières et ne produit plus cette action irritante.

Il faut empêcher les enfants de prendre cette mauvaise habitude de respirer par la bouche et si elle est déjà contractée, il faut les en guérir en les surveillant, en les exerçant à respirer par le nez. Souvent il arrive encore qu'ils respirent par les narines pendant le jour et par la bouche pendant la nuit. Si les voies nasales sont perméables, il faut leur couvrir la bouche avec un bandage formé de plusieurs doubles de taffetas.

Beaucoup de personnes, principalement des enfants, ont la bouche habituellement ouverte, surtout quand elles écoutent. Ces personnes sont déjà atteintes d'un certain degré de surdité et leurs oreilles doivent attirer une attention toute spéciale.

HYGIÈNE DES PERSONNES QUI SOUFFRENT OU ONT SOUFFERT DE MALADIES DES OREILLES.

Quand un malade souffre d'une affection des

oreilles ou après qu'il est guéri d'une des maladies sujettes à récidiver, les règles générales de l'hygiène de l'oreille doivent lui être imposées avec beaucoùp plus de rigueur et des précautions nouvelles deviennent nécessaires.

Il y a deux ordres de maladies des oreilles qui nécessitent ces précautions spéciales, ce sont : 1° les suppurations chroniques ; 2° les surdités liées à cet état qui est décrit sous le nom de catarrhe chronique de la caisse.

SUPPURATIONS CHRONIQUES.

Le nombre des personnes, jeunes surtout, qui sont atteintes de suppurations chroniques des oreilles est incalculable. On croit que ce n'est rien et on n'y fait pas attention. Eh bien, si, c'est quelque chose : c'est d'abord très malpropre : ces écoulements chroniques ont le plus souvent une odeur vraiment repoussante ; j'ai dit plus haut les dangers plus sérieux qu'ils présentent pour l'ouïe et même pour la vie. Le malade est sujet à de fréquentes douleurs dans l'oreille ; un jour il se refroidit, ou bien, pour une raison quelconque, son écoulement s'arrête, soit par suite d'un retour à un état aigu, soit qu'en l'absence de tout soin de propreté, le pus se soit desséché dans le conduit et fasse obstacle à l'écoulement. Alors il souffre de son oreille ; si c'est un enfant, il crie, il a de l'agitation, de la fièvre, de l'insomnie. Tous ces phénomènes cessent dès que l'écoulement reparaît. Pour des gens qui ne voient que la superficie des choses, c'est l'arrêt de l'écoulement qui est cause de tout le mal et, par conséquent, il faut se garder de rien tenter pour le tarir. Les doctrines humorales ont ici beau jeu.

Journellement, dans ma pratique, je rencontre de ces cas, et on ne se doute pas de la force d'inertie, même de la résistance que j'éprouve de la part des parents quand je propose de traiter cette suppuration des oreilles. Tout le monde croit pouvoir raisonner sur les choses de la médecine, aussi bien, au moins, que le médecin, surtout quand il s'agit de phénomènes aussi visibles, aussi palpables, en apparence, que ceux que je viens de citer. C'est ainsi que se forment et que s'enracinent les préjugés les plus funestes.

Que l'œil présente la moindre irritation ; que la mère trouve les paupières de son enfant un peu collées, vite, elle courra à l'oculiste. Et l'oreille, qui présente une cavité anfractueuse si voisine du cerveau, dont la structure est si délicate, dont les fonctions sont si importantes, on la laisse suppurer indéfiniment, sans s'en inquiéter.

Supposons que des parents plus prudents aient fait soigner une suppuration des oreilles, dont l'enfant était atteint, et que l'écoulement ait disparu. Tout n'est pas terminé. Règle générale : Tout malade qui a été atteint d'un écoulement prolongé des oreilles reste prédisposé pendant des mois, des années et même pendant toute sa vie, au retour de cette affection.

En dehors des causes générales qui ont pu provoquer la suppuration et qui persistent, il s'est produit dans l'oreille des modifications plus ou moins grandes, qui sont des causes actives de récidives.

Après la guérison de l'otorrhée, ou plutôt après la cessation de la suppuration, il subsiste le plus souvent une perforation incurable de la membrane du tympan. Cette perforation met la cavité tympanique en communication directe avec l'air extérieur. Quoique, à l'état normal, la muqueuse de cette cavité vive en contact permanent avec l'air, ses conditions vitales ne s'en trouvent pas moins grandement modifiées. L'air qui lui arrive par la trompe d'Eustache a eu le temps, pendant son passage à travers ce canal et à travers les fosses nasales, de s'échauffer et de se débarrasser de toutes les poussières et de tous les germes qu'il peut contenir. Dans le cas de perforation du tympan, au contraire, c'est de l'air froid et non purifié qui vient se mettre en contact direct avec elle. Les malades devront donc avoir leurs oreilles constamment garnies d'un tampon de coton peu serré, qu'ils pourront ôter momentanément quand, dans un appartement, ils auront besoin d'utiliser tout ce qui leur reste de la fonction auditive. Ils ne devront surtout jamais sortir à l'air libre sans prendre cette précaution, parce que l'action d'un courant d'air se fera bien plus facilement sentir sur une cavité ainsi ouverte.

Dans les mêmes conditions, la sécrétion normale de la muqueuse de la caisse est augmentée. On trouve toujours, à l'examen des oreilles atteintes de perforation, une quantité plus ou moins considérable d'un mucus clair et filant, pas assez abondant toutefois pour se manifester par un écoulement au dehors. Ce mucus visqueux, épais, vient se dessécher dans le conduit auditif où il se mêle à du cérumen et à des débris épidermiques. Il y détermine fréquemment de l'irritation qui se traduit par l'éclosion d'un furoncle; il peut aussi provoquer une obstruction qui s'accompagne de gêne dans l'oreille, d'une augmentation de la surdité et souvent d'un peu de douleur. Si des précautions ne sont pas prises en temps utile, il se produira un retour de l'otite. Pour éviter ces rechutes, il est nécessaire de faire une ou deux fois par semaine des injections douces dans l'oreille, avec une solution désinfectante de chloral ou d'acide borique.

Les personnes qui ont eu une suppuration chronique des oreilles devront toujours être prémunies avec le plus grand soin contre le froid, surtout contre le froid à la tête. Si elles prennent des bains

de mer ou de rivière, leurs oreilles devront être
garnies de coton et leur tête couverte d'une coiffure imperméable qui maintiendra le tampon dans
le conduit, empêchera l'action nuisible de l'eau
froide sur la tête et son introduction dans l'oreille.
Toute cause d'afflux sanguin vers la tête devra
également être évitée avec soin. Elles ne devront
pas être astreintes à des travaux intellectuels
excessifs ou trop prolongés ; leur travail devra
être fréquemment entrecoupé de moments de
repos.

Dans le choix de la carrière que devront suivre
les enfants atteints de perforation du tympan,
lorsque ce choix n'est pas déjà limité par la surdité dont ils sont atteints, les parents devront
tenir compte de leur état et veiller à ce qu'ils ne
se trouvent pas trop exposés, par leurs occupations,
à des bruits violents ou aux intempéries extérieures.

CATARRHE DE LA CAISSE.

Il est rare que le médecin puisse se flatter d'avoir
guéri complètement un catarrhe de la caisse, surtout dans les conditions où il les observe, c'est-à-
dire quand l'affection est déjà depuis longtemps
chronique. Enrayer les progrès de la maladie, obtenir une amélioration plus ou moins notable, tels
sont, en général, les résultats des traitements les

mieux faits. Il reste donc à la suite du catarrhe chronique un état morbide permanent de l'oreille qui n'attend qu'une occasion favorable pour se développer. Dans les cas aigus où le catarrhe est de date récente, la thérapeutique se montre plus efficace et peut rétablir *ad integrum* la puissance fonctionnelle de l'organe. Néanmoins on peut dire, même dans ces cas, que quiconque a eu un catarrhe de la trompe ou de la caisse, reste prédisposé au retour de cette affection. Il y a des personnes qui *s'enrhument de la trompe*, comme d'autres *s'enrhument du cerveau*. Dans certaines familles, la surdité est en quelque sorte héréditaire ; tous ses membres deviennent sourds à un certain âge. Le plus souvent, c'est à une disposition héréditaire aux affections catarrhales que ces familles doivent l'éclosion de cette surdité, et c'est surtout dans ces cas que l'hygiène préventive pourra montrer toute sa puissance.

Les malades souffrant d'un catarrhe chronique de la caisse ou prédisposés à cette affection, pourront la contracter ou la voir s'aggraver sous l'influence d'un travail intellectuel soutenu, du moindre refroidissement, sous l'influence d'un temps humide et froid, sans qu'il y ait eu même de refroidissement apparent. Qu'il survienne un coryza, une angine, le catarrhe prendra en quelque sorte forcément une allure subaiguë ou aiguë. Il ne peut y avoir la moindre irritation dans le voisinage de l'oreille, d'état congestif vers la tête, sans que la muqueuse de la caisse n'en supporte immédiatement les conséquences.

Ce qui est le plus nuisible dans ces conditions, c'est le séjour dans un climat froid et humide, dans un air trop chaud et confiné. Les malades devront, de préférence, habiter la campagne, dans un air pur et sec. Les parents auront égard à ces conditions dans le choix du collège où ils placent leur enfant ainsi prédisposé. Ils devront diminuer, par des dérivatifs puissants, l'habitude congestionnelle vers la caisse, en faisant tous les jours avec une serviette mouillée des frictions énergiques sur tout le corps, surtout sur le cou. Les enfants devront porter de la flanelle. Le coryza, l'angine la plus légère, doivent être traités chez eux comme des maladies sérieuses, et après leur disparition, on devra se préoccuper de l'aggravation de la surdité qu'elles auront pu produire.

Ils devront le protéger avec le plus grand soin contre l'action du froid et des courants d'air sur la tête. Le froid, chez une personne atteinte de catarrhe chronique de la caisse, peut provoquer les phénomènes de la maladie de Ménière.

CHAPITRE XVII

Prothèse. — Cornets acoustiques.

La prothèse acoustique traîne encore à peu près exclusivement dans le domaine de l'empirisme, et, jusqu'à ce jour, on s'est peu préoccupé de fabriquer des instruments qui correspondent à des indications rationnelles. Il n'en existe qu'un seul qui puisse être considéré comme répondant à une vue physiologique, c'est le tympan artificiel, dont nous avons parlé plus haut.

Les instruments connus sous le nom de cornets acoustiques ont beaucoup exercé le génie des inventeurs; mais ces derniers, manquant des connaissances physiologiques nécessaires, se sont surtout efforcés de créer des appareils qui renforcent le son, tout en présentant le plus petit volume possible, de manière que le sourd pût masquer son infirmité.

Tous les appareils qui ont pour but le renforcement du son doivent être rejetés, sauf dans

certains cas, d'une manière à peu près absolue.
Ils fatiguent très rapidement le nerf auditif, et
n'offrent au sourd qu'un avantage relatif très mi-
nime. Le renforcement du son se fait, en effet,
aux dépens de sa netteté, et si le sourd entend
beaucoup plus fort avec un cornet de ce genre,
il ne comprend pas mieux la voix articulée, et
même il la comprend moins bien. Les cornets
ne peuvent donc présenter quelque avantage que
pour l'audition des bruits ou des sons musicaux,
et le sourd finit rapidement par les abandonner.

Il y a cependant parmi ces instruments des petits cornets, en forme de *speculum auris*, qui peuvent rendre des services dans certains cas déterminés, lorsque, par exemple, chez un vieillard, la
surdité dépend, en partie, de l'affaissement des
parois du méat auditif. Leur action, ici, se borne
absolument à maintenir ouverte la lumière du
conduit, mais n'agit pas en renforçant les sons.

Dans ces dernières années, on est entré dans
une voie un peu plus pratique, en employant, au
lieu de cornets, des tubes acoustiques. Ces tubes
n'ont point pour but un renforcement du son, mais
la conservation de son intensité depuis son point
d'émission, la bouche de l'interlocuteur, jusqu'à sa
destination, le tympan du sourd. Ces tubes acoustiques ne fatiguent pas le nerf auditif, comme le
font les appareils de renforcement du son; ils
ne présentent pas les inconvénients d'une réson-

nance exagérée, qui rend la voix moins compréhensible et conviennent, par conséquent, mieux pour la conversation.

Toujours avec le même esprit d'empirisme, on a cherché, depuis quelques années, à utiliser la transmission des sons par les parties solides du crâne jusqu'au nerf auditif. Sous les noms d'audiphone, de dentaphone, de phoniphore, on a inventé des appareils destinés à recueillir sur une plaque vibrante, en carton ou en caoutchouc durci, les sons émis dans le voisinage, et à les transmettre au nerf acoustique, en mettant cette plaque vibrante en contact avec les dents ou avec une autre partie solide du crâne; ces appareils n'ont pas donné, sauf dans quelques cas exceptionnels, les résultats que leurs inventeurs s'en promettaient.

Tout, ou à peu près tout, reste donc à faire dans cette voie.

Les difficultés sont grandes d'ailleurs. Nous nous sommes livré à de longues recherches et à de nombreux essais sur cette question, mais jusqu'ici, avouons-le tout de suite, ils ne nous ont donné que des résultats peu satisfaisants.

Une bonne prothèse auriculaire doit avoir pour base un diagnostic très précis de l'insuffisance à laquelle on veut remédier. Le premier but de ce diagnostic doit être le siège de la lésion de l'appareil acoustique, soit le nerf auditif, soit l'appareil d'accommodation. Ce diagnostic ne peut pas toujours être établi d'une manière suffisante, dans certains cas, parce que nos moyens d'investigation sont trop imparfaits et, dans d'autres cas, parce qu'il existe des altérations complexes, atteignant à la fois l'appareil de transmission et l'appareil de perception. Il est évident que la prothèse ne saurait être la même dans ces diverses conditions.

Mais, quand même nous aurions diagnostiqué d'une manière certaine l'intégrité de l'appareil de perception, il nous resterait à préciser d'une manière suffisamment exacte en quoi consiste l'altération de l'appareil de transmission, et ce diagnostic n'est pas souvent possible dans l'état actuel de la science. Il en est de même lorsque, dans un cas de perforation du tympan, nous appliquons le tympan artificiel. Nous ne pouvons savoir à l'avance quel sera son effet. Tantôt cet effet sera nul, tantôt il produira une amélioration considérable. Nous devons, pour l'explication de ces faits, nous rapporter aux suppositions que nous avons émises plus haut.

Il y a des cas où nous pouvons admettre une rigidité de la chaîne des osselets ; les malades entendent mieux dans un milieu trépidant, qui facilite le jeu de l'appareil d'accommodation et la transmission des ondes sonores jusqu'au labyrinthe. Dans ces cas, un cornet à forte résonnance peut être utile, tandis qu'il sera nuisible lorsqu'on aura affaire à un affaiblissement de l'appareil nerveux.

On n'a pas cherché d'une manière suffisante à appliquer aux appareils de prothèse les lois de la réfraction du son, comme on a appliqué à la fabrication des lunettes les lois de la réfraction de la lumière. Il y a certainement des recherches à faire. Les physiciens eux-mêmes ont peu étudié la réfraction du son dont les phénomènes sont à peine connus. Elle permettrait de créer des appareils qui, tout en renforçant le son, n'en altéreraient ni le timbre, ni la netteté. C'est dans cette voie, croyons-nous, que la prothèse acoustique trouvera à réaliser de grands progrès.

En attendant qu'une théorie générale préside à la fabrication des appareils acoustiques, il nous semble qu'il serait possible de remédier d'une manière plus efficace à certaines défectuosités de l'organe. Beaucoup de sourds entendent mieux les sons bas que les sons élevés ; par suite, ils sont, en général, plus sourds pour la voix articulée que pour les bruits. On attribue l'audition relativement bonne des sons bas au renforcement que leur donne le conduit auditif dont le ton propre est assez bas ; ne pourrait-on appliquer à ces malades des appareils renforçant seulement les tons élevés, de manière à rétablir l'équilibre ?

Dans tous les cas, la prothèse ne saurait avoir un effet utile que dans les défectuosités de l'appareil de transmission et quand l'appareil de perception a conservé une puissance suffisante. Quand ce dernier est affaibli, le malade entendra mieux avec un appareil qui renforce le son ; mais il courra le danger d'épuiser très vite ce qui reste d'activité dans le nerf auditif.

En attendant que l'on ait trouvé des appareils plus parfaits, c'est aux tubes acoustiques bien confectionnés qu'il faudra donner la préférence.

BIBLIOGRAPHIE

TRAITÉS GÉNÉRAUX

Leschevin. — *Mémoire sur la théorie des maladies de l'oreille.* Prix de l'Académie de chirurgie, 1778, t. IV.

Montfalcon. — *Dictionnaire des sciences médicales.* 1819, t. XXXVIII.

Saissy. — *Maladies de l'oreille,* Paris, 1827.

Deleau. — *Recherches pratiques sur les maladies de l'oreille.* Paris, 1838.

Hubert-Valleroux. — *Essai théorique et pratique sur les maladies de l'oreille.* Paris, 1846.

Kramer. — *Traité pratique des maladies des oreilles,* traduit par Ménière. Paris, 1848.

Itard. — *Traité des maladies des oreilles.* Paris, 184?.

Wilde. — *Aural Surgery.* London, 1850.

Troeltsch. — *Traité des maladies des oreilles.* Trad., 1re éd., 1870.

Miot. — *Traité pratique des maladies des oreilles.* Paris, 1869.

Philippeaux. — *Étude sur les maladies de l'oreille.* Lyon, 1875.

Duplay. — *Traité de pathologie chirurgicale* de Follin.

Toynbee. — *Maladies de l'oreille.* Traduit par Darin, Paris, 1874.

Albrecht. — *Die Krankheiten des Gehörs.* Hambourg, 1844.

Beck. — *Die Krankheiten des Gehororgans.* Heidelberg, 1827.

Rau. — *Lehrbuch der ohrenheil kunde.* Berlin, 1856.

Linke. — *Handbuch der ohrenkrankheiten,* 1837-1845.

Gruber. — *Ohrenheil kunde.* Vienne, 1870.

Politzer. — *Lehrbuch der ohrenheilkunde.* Stuttgard, 1878.

Moos. — *Klinik der ohrenkrankheiten.* Vienne, 1866.

Hartmann. — *Die Krankheiten des ohres.* Cassel, 1881.

Turnbull. — *Clinical disease of the ear.* Philadelphie, 1872.

John Roosa. — *A practical disease of the ear,* etc. New-York, 1873.

Colladon. — *L'oreille et la surdité.* Genève, 1875.

James Hinton. — *The question of aural surgery.* London, 1874.

Jacoby. — *The ear.* Philadelphie, 1878.

Field. — *Disease of the ear.* London, 1879.

Buck — *Diagnosis and treatment of ear diseases.* New-York, 1880.

Gellé. — *De l'oreille.* Paris, 1880.

Urbantschitsch. — *Traité des maladies de l'oreille,* traduit Calmettes. Paris, 1881.

PUBLICATIONS PÉRIODIQUES

Annales des maladies de l'oreille, du larynx et des organes connexes, par les docteurs Ladreit de Lacharrière et Krishaber. — Paris, chez Masson, édit.

Revue Mensuelle de Laryngologie, d'otologie et de rhinologie, par le docteur Moure. — Paris, chez Doin, édit.

Zeitschrift fur ohrenheilkunde, de Knapp et Moos, Wiesbade,
  chez Bergmann.
Archiv. für ohrenheilkunde, de Troltsch, Politzer et Schwarte.
  — Leipsig, chez Vogl.
Monatsschrift fur ohrenheilkunde, de Weber Liel. Berlin.
American journal of otology, de Clarence Blake. New-York.

TABLE DES MATIÈRES

CHAPITRE III

EXPLORATION DE L'OREILLE. MÉTHODES D'EXAMEN ET DE
DAGNIOSTIC.. 66

CHAPITRE IV

DEUXIÈME PARTIE

CHAPITRE V

Châteauroux. — Typographie et Stéréotypie A. MAJESTÉ